_____ 님께

_____ 드림

시작은
신보혜 간호사 _{지음} 입니다만,

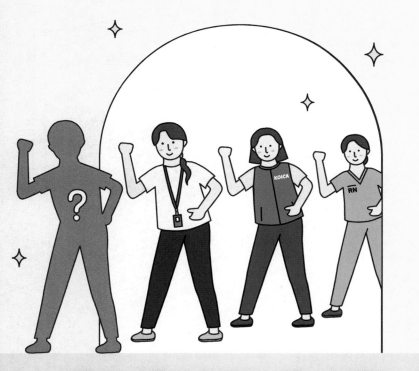

 해외봉사 간호사 ▶ 보건연구 간호사 ▶ 국제보건 활동가 ▶ 역학 조사관 ▶ 메디컬 라이터

**" 무계획 조각 경력으로 채워진
독특한 간호사의 직업 세계로 안내합니다 "**

FORNURSE

Contents

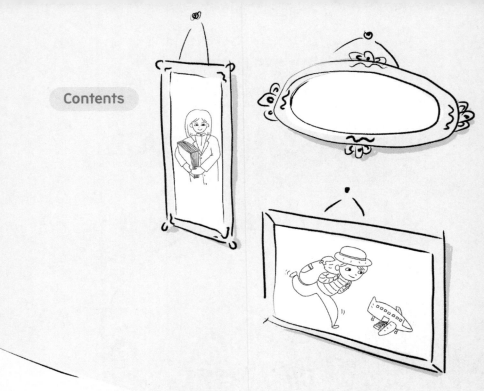

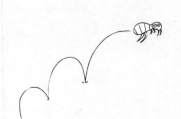

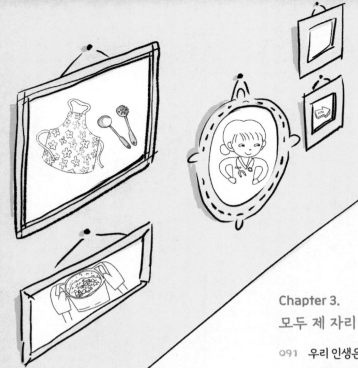

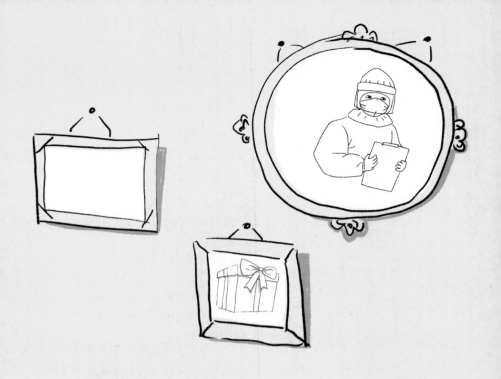

Chapter 4.
코로나가 준 선물

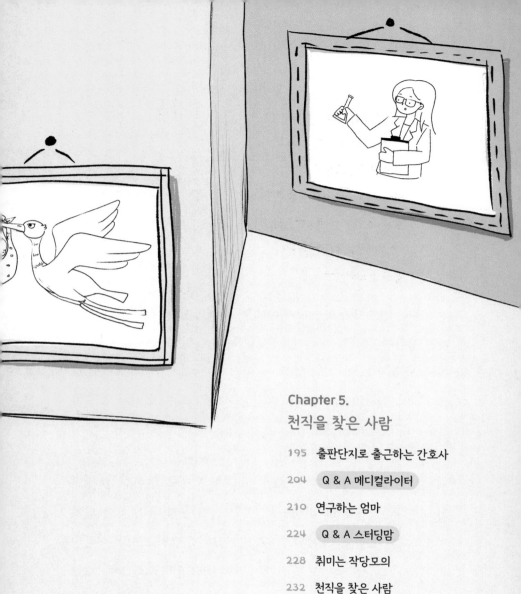

Chapter 5.
천직을 찾은 사람

이제는 간호사라고 말하기 애매한, 20대의 1년짜리 임상 경력만 가진 장롱면허자. 그 뒤론 한 번도 병원에서 일해본 적 없는 사람. 미국 간호사도 아니요, 알만한 대기업, 국제기구, 공공기관에 소속되어 있지도 않은 사람. 하지만 왜인지 조각 경력의 끝에서 행복하다고 하는 사람.

누가 봐도 허접한 스펙으로 자신만의 미래를 그릴 수 있다는 선례를 보이고 싶어 쓰기 시작했다. 간호사를 그만두고 해외 봉사를 하러 갔을 때 어땠는지, 거긴 어떻게 갔는지, 가면 뭐가 있는지, 그 뒤에 삶은 원하는 대로 굴러갔는지 말하고 싶어 시작한 글이었다. 임상을 떠나서 전전한 시간이 어떤 의미였고, 별거 없는 지금의 삶이 왜 행복한지, 말할 수 있는 책이 1권쯤은 나와도 되지 않을까, 생각하며 하나의 책으로 엮었다.

이 책은 임상에서 탈출하라는 격려서가 아니다. 탈임상이 행복한 꽃길일 줄 알았으나 현실은 '가짜 간호사'가 된 기분이 들 때가 많다. 임상 밖에서 전공을 버린 듯한 간호사들의 고민에 격려와 공감이 되면 좋겠다. 또한 간호사 직무가 자신의 성향과 맞지 않는 사람, 아무리 해도 임상이 천직인 동기처럼 되지 못한 사람들의 진로 고민에도 하나의 해답이 되길 바란다. 많은 선배가 진출한 분야 말고 새로운 걸 창조하고 자신만의 전문성을 갖고 싶은 사람들에게 이 책은 또 다른 직업의 세계로 인도할 것이다.

2023년 10월
신보혜

일러두기

1. 용어 표기는 공신력 있는 기관의 최신 정보(2023년 8월 기준)를 기준으로 표기하였다.
2. 현장에서 통용되는 용어의 느낌을 살리기 위해 외래어를 그대로 사용한 표기도 있다.
3. 당시 뉴스에 보도된 자료를 활용한 수치를 기록했으며 원자료의 출처(국가기관 등)가
   기재된 기사를 사용하였다.

Chapter 1

시작은 간호사

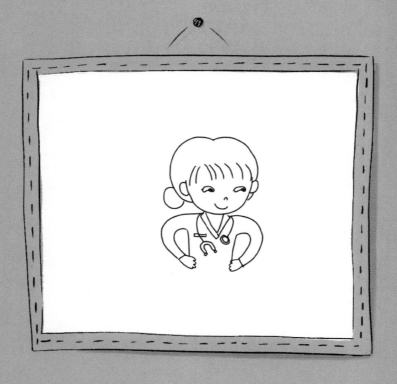

판문점 동네에서 제2의 도시로

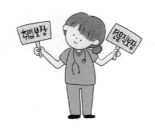

간호학과를 진학한 건 어딜 가도 먹고사는 게 해결된다는 이유 때문이었다. 고만고만한 등수의 학생이 먹고살려면 '보장'만큼 매력적인 건 없는 것 같았다.

취업 보장, 전문직 보장.

현실적 조건이 부합하여 선택한 전공이었다. 책을 좋아하고 이야기를 만들거나 글 쓰는 걸 좋아했지만 글만으로 먹고 살 수 없어 주변에서 만류했다. 다만 책을 좋아한다는 성질은 공부를 지속할 수 있게 해줬다.

나를 부산의 간호학과로 이끌어 준 것은 고등학교 진학이 시작이었다. 수시가 정시 비율을 처음으로 추월한 2007학년도였다. 대입 수시 비율이 51.5%[1]였으니 정시 중요성이 떨어질 거란 전망이 있었다. 내가 살던 동네는 고등학교 비평준화 지역[2]이었고, 입시 전략을 짤 때 내신 등급을 잘 받을 수 있는 학교로 진학하는 게 유리했다. 이런 이유로 학생 수가 많고, 입학 점수가 낮은 고등학교에 진학했다. 입학 초반에는 성적이 중간선 아래쯤이었으나 학년이 오를수록 성적도 같이 올랐다. 고3 내신이 제일 잘 나왔는데 수능에 매진하는 친구들과 그렇지 않은 친구들로 나뉘고, 예체능 계열의 이탈까지 합세한 결과였다. 전교 8등(전체 250명)을 한 게 가장 잘 나온 등수였고, 1학년 때 낮은 내신을 뒤집을 만큼 전체 등급을 상승시켰다. 그 결과로 수능 최저 등급[3] 조건 하에 간호학과를 지원할 점수가 되었다.

2009년은 사상 최악의 취업난[4]으로 높은 취업률을 가진 전공이 유행하던 때였다. 보건의료 계열이 강세라는 말과 간호사인 이모의 영향으로 간호학과를 진학 1순위로 했다. 피 보는 게 무섭지 않냐는 친구들 말에 남들 무서워하는 걸 도전해 보고 싶은 열망도 한몫했다. 수능 점수가 평균 5등급이었다면 내신 등급은 평균 2등급 중반이었다. 격차가 컸기에 수시에 몰방했고, 200만 원이 넘는 원서접수비로 부모님 등골이 휘어지게 했다.

....

1 고양신문, "2007학년도 대입, 수시모집이 정시모집 추월"
2 비평준화 지역은 교육감의 승인을 받은 학교로, 학교가 자율적으로 학생을 선발하는 방식으로 운영하는 지역이다.
3 대학교에서 수시 합격자를 선발할 때, 수능 성적이 너무 낮은 합격자를 변별하기 위해 수시 지원자에게 요구하는 최저한의 수능 등급을 말한다.
4 뉴스와이어, "2009년 대졸자 취업률 35.2%"

간호학과를 수도권으로 가려면 두 가지 선택지가 있는데 대한민국의 내로라하는 의대 부속학교에 입학하는 것과 3년제 전문대로 입학하는 것이었다. 내 성적으론 3년제 전문대만 지원할 수 있었는데 그마저도 아슬아슬했다. 그때는 간호대 4년제 일원화가 안 되어 3년제 간호 전문대를 나오면 추후 2년 과정(RN-BSN)을 통해 학사를 취득해야 했다. 이왕 하는 거 4년제 학사로 추가 과정 없이 끝내고 싶어 지역을 넓혔다. 결과적으로 경기도 3년제와 부산과 전라도 소재 4년제에 합격했다.

변별력을 가진 다른 조건으로 '병원 실습 조건'을 최종 선택의 기준으로 선정했다. 자대 병원이 없는 경우, 학교 위치와 상관없이 여러 지역의 병원을 퐁당퐁당하며 2주에 한 번씩 찜질방이나 고시원에 머문다는 이야기를 보았다. 합격한 학교 중 부산에 붙은 학교만이 재단의 종합병원이 있었고, 부산 안에서만 실습한다는 게 큰 장점으로 다가왔다. 때마침 고향 동네에서 아주 멀리 떨어지고 싶었던 질풍노도의 욕망도 한몫했다. 그렇게 파주 토박이는 부산으로 간호학과 진학이라는 목표를 달성하며 첫 타향살이를 시작했다.

입학한 대학의 학과는 위계질서가 강조되는 환경이었다. 딱딱한 분위기에 위축되고, 전공 과목들은 어려웠다. 공부와 출석을 열심히 해도 학사경고를 겨우 면하며 졸업할 수 있었다.

경기도에서 멀리 떨어진 부산까지 온 나에게는 그만큼 높은 목표가 담겨있어야 했지만 실현하지 못했다. 처음에는 낮은 성적을 받았더라도 시간이 흐름에 따라 나아질 것이라는 희망을 품었지만, 반전은 없었다. 1학년 1학기에 얻은 3.1점이 가장 잘한 상대평가 점수였다.

그만둘까 고민하던 2학년을 지나 3학년이 되었다. 실습을 하면서 포기하지 않길 잘했다는 생각이 들었다. 하루 종일 서 있고 병풍처럼 되기가 쉽진 않았지만, 의학용어 100개 외우는 것보다 훨씬 재미있었다. 학생 간호사 신분은 큰 의미가 없었지만, 간호사다운 유니폼을 입고 활력징후 등 기초적인 간호 보조 업무를 수행했다. 별거 아닌 업무였지만 환자와 보호자의 눈에 기특하고 고마웠는지 칭찬과 격려를 듬뿍 받았다. 학생이 미숙해서 싫다 한 분들도 계셨지만, 그 마음이 이해가 갔기에 상처가 되진 않았다. 고마워하는 분들에게 감사할 따름이었다.

기억에 남는 실습은 중국인 산모의 자연분만 참관이었다. 그날 실습 학생은 나 혼자였으며, 산모가 한 명뿐인 한가한 이브닝이었다. 선생님들은 자궁문 개대와 내진, 관장과 태동 촉진에 대한 교육을 1:1로 해주셨다. 22살의 나이로 경험하기 힘든 순간을 목격하며 전공에 대한 자부심이 싹트는 순간이었다.

공부는 못해도 다른 활동에 관심이 많았다. 복지관으로 방과 후 봉사활동을 하거나 NGO(Non Government Organization; 비영리기구) 단체의 간단한 번역 봉사도 했다. 그중 학부 내내 든든한 존재가 되어준 이들이 있었다. 1학년 초에 선배들이 데려간 채플에서 학생 선교 동아리(CCC; 한국 대학생 선교회)에 가입하고 4년간 활동을 지속했다. 내가 소속된 지부는 의대와 간호대가 연합된 형태로, 다양한 학교의 동기, 선후배들과 함께 활동했다. 학기 중엔 함께 채플을 참석하며 시간을 보냈고, 방학 때는 단기선교를 통해 각국의 선교병원 시스템을 체험하기도 했다. 다른 학교의 분위기와 특징도 들을 수 있었고, 개발도상국에서 활동하는 고학번 선배들의 의료선교 활동도 엿볼 수 있었다.

어떤 사람들은 선교에 대한 비전을 갖는 동안 나는 개발도상국에서의 간호사 생활을 꿈꿨다. 각 국가의 선교 병원들은 단순한 포교 활동만을 목적으로 설립된 의료기관이 아니었다. 한국 정부의 공적개발원조(ODA)[5] 예산이 투입된 전문 의료기관으로 성장하는 곳들도 있었다. 이러한 병원들은 마치 세브란스 병원이 선교의 목적으로 시작했으나 현대에 이르러 국내 다섯 손가락 꼽히는 대학병원이 된 것처럼 현지에서 인정받는 의료기관이 되어가고 있었다. 그곳에서 원내 봉사활동, 문화공연, 무의촌

---

5   Official Development Assistance; 공적개발원조, 중앙 및 지방 정부를 포함한 공공기관이나 이를 집행하는 기관이 개발도상국 및 국제기구에 제공한 자금의 흐름(Resource Flows)을 의미한다.

이동 진료 지원 등을 경험하며 단순히 일회성 봉사활동을 넘어서, 장기간 머무르며 간호사로서 활동하는 막연한 꿈을 품었다.

성적이 탁월하지 않았고, 영어나 다른 뛰어난 스펙이 없더라도 내가 무엇을 좋아하며, 졸업 후 어떤 분야에서 성취를 이뤄나갈지 탐색한 것이 나만이 만들어 갈 길로 이어졌다.

간호사가 천직인가봐

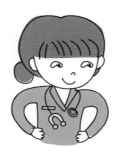

자퇴를 고민할 정도로 힘겹게 다니던 학부 생활은 다행히도 간호사 국가고시 합격과 동시에 취업을 이루며 완성됐다. 4학년이 되면 간호학과 학생들은 입사 지원을 시작한다. 인력 부족은 간호 업계에서 상시로 있는 일이라 원활한 인력 수급을 위해 2~3차 종합/대학병원은 다음 연도에 들어올 신규간호사를 전년도에 공개 채용한다. 학교마다 공지가 내려오고 4학년 직전까지 대개의 학생은 자기 성적과 영어점수 등을 토대로 어디로 가고 싶은지 대학 입시처럼 미리 정해 놓는다. 수능과 비슷하게 자신의 수준에서 갈 수 있는 병원은 어느 정도 정해졌으며 그 안에서 선택할 수도 있고, 상향 지원하여 합격을 할수도 있다. 병원을 고를 때 월급과 복지가 기본이지만 그 외에도 집과의 거리, 원하는 부서의 배치, 병원의 전체적인 분위기도 고려하여 정한다.

나는 부산에 남을 것인지, 고향인 파주로 돌아갈 것인지 정해야 했다. 부산에 남는다면 계속해서 외로움과 싸워야 했고, 규모가 작은 중소병원에 입사할 바에야 집으로 돌아가자고 생각했다. 3.0이라는 성적 최저 기준 때문에 서류지원도 못 하는 곳 빼고 지원할 수 있는 가장 규모가 큰 종합병원에 지원했다. 지원자가 모자랐는지, 면접 때 나의 호기로움에 반하셨는지 감사하게도 합격시켜 주셨다. 졸업식도 못 한 채, 국가고시가 끝나자마자 짐을 싸 집으로 올라왔다. OT부터 수습 기간은 2개월이었고, 간호사 면허가 나오기도 전인 2월 둘째 주부터 신규간호사 생활을 시작했다.

배정된 병동은 모든 과가 섞인 병동이었고, 동기들은 입사한 병원에서 실습한 경험이 있었다. 나는 실습하면서 겪은 자대 병원과 다른 시스템을 익히는 데 시간이 걸렸다. 프리셉터 선생님은 말귀도 어둡고 눈치도 없는 내가 답답하며 시스템도 숙달하지 못해서 복장이 터질 지경이셨다. 너그럽고 인자한 분이었는데 나 때문에 화를 많이 내셨다. 독립은 시켜야 하니 근무가 끝나면 카페로 데려가 가르쳐 주시고 과제를 내주며 최선을 다해줬다. 그 모습에 버텨야 한다고 생각했다. 그러나 번번이 실수하고, 크나큰 투약오류를 낼뻔하는 일이 반복되자 나는 나대로 썩어갔고, 환자에게 죄송했다. 프리셉터 선생님의 가벼운 한숨과 터치는 강한 다그침과 손버릇으로 변해갔다. 본인도 눈치채지 못할 정도로 점점 프리셉티를 함부로 대하는 모습에 출근마다 그러지 말아야지, 다짐했다고도 한다. 결국 나는 간호사 자체에 대한 자신이 없어졌고, 사직을 면담하고 한 번 더 붙잡는 수 선생님께 울면서 말했다.

"독립 전에 그만두는 게 모두에게 나을 것 같습니다."

그 뒤로 귀가해선 한동안 아무것도 하지 않고 누워만 있었다. 뭘 해야 하지, 라는 생각이 들기도 전에 집 근처 공공의료원에서 공고가 떴다. 신규여도 상관없으니 지원하라는 공고였고, 지원서를 제출하고 면접을 봤다. 언제나 인력이 부족한 간호계는 하루도 지체하지 않고 빨리 오라는 전화를 했다. 뭘 하면서 살아야 모두에게 이로운 사람이 될지 고민하기도 전에 출근했다. 첫 병원에서 탈주한 지 3주 만이었다.

태움에 대한 트라우마가 있었지만, 다행히 새로 입사한 병원엔 다그치는 사람이 없는 분위기였다. 2달간 배운 것도 기억하고 있어 적응을 잘해 나갔다. 이유 있는 지적, 합당한 질책, 배우려는 자세에 칭찬들이 있었고, 보람을 느끼며 일을 할 수 있었다. 짜증과 환자 뒷담이 오갔던 이전 직장의 인계 시간과 달랐다.

간호사 대비 환자 수는 더 많았고 고령의 환자들이 많았다. 보호자가 곁에 없는 분들도 많았지만, 간호사실의 분위기는 온화했다. 이전 병원은 정맥주사 전담팀이 따로 있었고, 두 곳 다 수기 챠팅(Charting; 간호기록) 하는 시스템이었는데 말이다.

점차 익숙해지면서 긴장이 줄어드는 대신 실수를 연발하고 환자보다 내 안위를 먼저 생각하며 일했다. 내가 하는 일은 단순노동에 가까울 정도로 형편없는 간호라고 생각했다. 반면 동기 선생님들을 보면서 간호사가 천직인 사람이 있다고 느꼈다. 중간에 입사한 나보다 2개월 빨리 전년도 공채로 입사한 선생님들은 나이가 제각각이었다. 사회에서 다른 일을 하다 오신 분도 있었고, 유학을 알아보다 오신 분도 계셨다. 선생님들은 마치 간호사를 하기 위해 그 많은 길을 돌아온 것 같았다. 자신도 모르는 상황에서 옆에 동기를 도와주고, 환자를 최선으로 생각하며 간호했다. 물론, 간호술기는 서투를 때도 있었으나 매 순간 환자, 보호자를 진심으로 대했다.

나는 손이 투박해서 바빠지면 일단 이것부터 하고, 식이었다. 다른 선생님들은 시간을 지키면서도 환자의 안전과 돌봄을 우선했다. 내 일이 늦어지더라도 이 간호를 제대로 끝마쳐야 해, 하는 모습 속에서 왜 교수님들이 '간호는 예술'이라는 표현을 사용했는지 느꼈다. 임종이 다가온 환자를 보면 뒤에서 눈물

지었고, 최소한의 의무도 외면하는 보호자들을 보며 분개했다. 내가 그저 감정적으로 동요하지 않은 방법만 터득할 때, 선생님들은 간호 전문가로 성장하는 방법을 금방 습득했다. 같은 신규지만 아주 많은 시간이 지나도 그들의 속도를 따라갈 수 없다고 느꼈다.

 매번 크고 작은 실수를 연발하는 내 자신과 병동 선생님들을 비교하며 나도 저들처럼 천직을 찾고 싶었다. 내가 나라서 너무 싫었다. 내 환자의 간호사가 내가 아니었으면 좋겠고, 내 동기와 병동 선생님들의 동료가 내가 아니었으면 좋겠다는 생각을 매일 했다.

Q & A 지방의료원 간호사

Q 지방의료원과 국공립 대학병원의 차이는 뭔가요?

지방의료원은 보건소와 별개의 지자체에서 운영하는 2차 병원을 A
의미해요. 주로 사회 취약계층의 의료비 감면과 입원 혜택을 갖고
있어요. 간호간병 통합서비스, 노숙인/외국인 노동자/북한이탈주민 등
보건의료 소외계층의 의료 접근성 증진 사업도 하고 있죠.

반면에 국공립 대학병원은 의과대학과 연계되어 있어 의학 교육 및
연구, 최첨단 의료 서비스를 제공하는 역할을 주안점으로 둔다는 점이
달라요. 또한 국공립 대학병원은 사학재단 소속의 규정을 따르는 점과
지방의료원은 시/도의 규정을 따른다는 게 가장 큰 차이가 되겠네요.

지방의료원 간호사의 장단점이 뭔가요?

먼저 단점부터 말하자면 신규 급여가 사립병원보다 낮은 편이에요. **A**
제가 지원할 때만 해도 의료원은 기본급과 기타 수당의 단가가
낮았어요. 대신, 수당으로 적은 기본급을 보완해 주고, 매년 두 번의
상여금과 명절 수당으로 낮은 평시 월급을 보강해 줘요. 메르스 때부터
거점 감염관리병원 제도가 생겨서 근무자들의 추가 감염수당이
나오기도 해요. 신규 급여도 제가 다니던 때보다 개선되어 1년 차 때
100% 지급되지 않았던 상여가 지급되는 등 초기 인력이 지속해서 일을
할 수 있는 환경을 만들어 가고 있는 중이에요.[6]

최근 들어 지방 공공간호사 부족으로 인해 지방 국립대나 거점
대학교에서 공공간호장학생을 모집해요. 본인 지역의 학교에서
장학생을 모집한다면 지방의료원 취업을 미리 계획해 보는 것도
좋아요. 장학금도 받고 취업 활동의 스트레스도 줄어서 본인의 성향이나
외부 환경이 지방의료원을 선택할 수 있다면 좋은 옵션이에요.

근무환경의 장점으론 공익이 배치되고, 간호 업무를 보조하는
인력(a.k.a 여사님)이 있어요. 대신 인턴 의사와 간호학과 실습
학생이 오지 않죠. 교육기관이 아니다 보니 학교와 연계된 실습 인력을
교육·훈련하지 않기 때문이에요. 결과적으로 중증도가 높고 복잡한

....

6   데일리 메디, "의사 떠나는 '지방의료원' 간호사 등 만족도↑"

케이스는 상급 대학병원으로 전원하기에 임상 전문 간호사로서 특정 전공의 케이스를 세세하게 공부하기엔 부족할 수 있어요. 하지만 시골 환경에서 자주 발생하는 외상 환자, 소통이 어려운 외국인 환자 등 지방의료원의 특색있는 케이스를 배워서 해당 분야의 전문간호사로 성장할 수도 있어요.

이런 근무 조건 외에 지역사회와 연계된 활동에 참여할 수도 있어요. 제가 근무한 파주병원은 개성공단 의료봉사 활동과 외국인 노동자 주말 무료 진료를 했어요. 또 다른 이색 경험은 공공의료원마다 노조가 있어 굵직한 보건의료 이슈에 단체활동을 하는 데 참여할 수도 있어요. 이렇듯 공공병원에 있으면서 지역사회 공헌 활동에 참여할 수 있고, 향후 내가 적성을 찾거나 다양한 일을 찾아볼 때 도움이 되기도 해요. 그리고 환자들도 내 옆집이나 같은 아파트에 살기 때문에 오다가다 나를 선생님!, 하며 반가워해 주시면 어깨가 으쓱하기도 하죠. 그래서 병동도 동네 사람들 모인 분위기가 있어서 그런지 지방의료원 임상은 대체로 태움이 별로 없다고 해요.

장점	단점
‣ 상여금과 명절 수당이 큰 편이다.	‣ 월평균 급여의 경쟁력이 낮다.
‣ 지역 내 인지도가 좋다.	‣ 빅 5 병원이 아니다.
‣ 중증도가 낮고 케이스가 한정적이다.	
‣ 공익과 병동 보조 인력이 있다.	‣ 실습생과 인턴 의사가 없다.
‣ 부지가 넓어 병동 면적이 여유롭고 최신화된 의료원이 늘어나는 추세이다.	‣ 시설이 낡은 의료원이 여전히 많다.
‣ 메르스 때부터 감염병 관리 지역거점병원 시스템이 생겼다. : 감염 수당을 받고, 일반환자는 받지 않아서 지정된 업무만 가능한 장점	‣ 메르스 때부터 감염병 관리 지역거점병원 시스템이 생겼다. : 감염병 위험이 있으며 돌보던 모든 환자를 전원시키는 단점

〈 표 1〉 지방의료원 장단점 비교표

탈임상의 시작

1년 신규 때 경험할 수 있는 일은 많지 않다. 하지만 내가 근무한 병동은 산모와 소아과부터 임종 환자까지 돌봤기 때문에 다양한 케이스와 이벤트를 경험할 수 있었다. 임종 간호와 산욕기 간호를 동시에 하는 경우도 종종 발생했다. 외국인 노동자 무료 진료도 했기에 언어 장벽이 있는 젊은 외국인 산모와 신생아를 자주 돌봤다. 이 정도면 아프리카 병원에서도 일할 수 있다는 자신감이 솟구쳤는데 그런 일이 진짜로 벌어졌다.

한국은 간호사 1명당 환자 수가 16.3명이다. 미국 5.3명, 일본 7명과 비교했을 때 2배 이상으로 부족하다. 그렇다 보니 비슷한

GDP의 국가들에 비해 병동에서 간호사의 역량이 과하게 높을 수밖에 없다. 시간과 인력이 제한되다 보니 한 사람이 1시간 안에 할 수 있는 간호의 양과 질이 굉장히 넓고 깊다. 그런 환경에서 처음 사회생활을 시작했으니 꼼꼼하지 않은 성격이라면 크고 작은 실수가 따라붙는다.

'안 죽었으면, 안 다쳤으면 아무 일도 아닌 거다.'

'오늘 퇴근할 때 부디 가해자로 퇴근하지 않게 해주세요. 제발.'

일은 넘치도록 많은데 실수도 잦았고, 부주의는 자책이 됐고, 자책은 우울함이 되었다. 필요한 건 우울함이 아니라 반성을 통한 발전이니 나를 다독이고자 한 말이었다. 다행히 나의 실수로 다치거나 돌아가신 분은 안 계셨다. 누구나 하는 실수라도 대형 사고가 되는 일이 비일비재한 곳에서, 그런 불행을 맞이하지 않았다. 6개월이 지나면서 과연 이 일을 언제까지 할 수 있을까, 고민했다. 나쁜 삶은 아니었지만 '나쁘지 않은 삶'을 원한 건 아니었는데 말이다.

그럼 내가 원한 삶은 무엇이었을까, 지금 하는 일에서 해답을 찾아냈다. 간호사는 먹고살려고 취업전선에 뛰어든 것치곤 이타적인 성격이 강한 일이었다. 나 자신은 일이 바빠 못 먹고, 못 싸고, 아프더라도 내 앞에 있는 사람을 돌보는 게 먼저여야 했기 때문이다. 엄청난 인류애는 아니지만 다른 이의 아픔에 내 일처럼 뛰어다니고 있다 보면 내 일처럼 여기게 된다. 특히, 공공병원의 특성상 여러 혜택을 받으시는 분들이 찾아오는 경우가 많다. 그렇기에 가끔 아무도 신경 쓰지 않는(보호자도 없고, 보호자가 있어도 신경 쓰지 않는) 환자에게 지금, 이 순간 가장 큰 정성을 쏟는 의료진들을 보면 돈만 받고 하는 직업치곤 참으로 이타적인 직업이라는 기분이 들었다.

'고작 1년 차 신규가 뭘 안다고…'

생각하면서도 내 안의 뭔가가 움직이는 느낌이 들었다. 도움을 주는 삶, 의미 있는 일. 계속해서 그런 느낌을 받으며 일을 하고 싶었고 입사 일 년을 2달 앞둔 시점, 또 다른 선택을 하게 된다. 시작은 SNS를 통해 본 해외 봉사 모집 광고부터였다. 공고문의 링크를 타고 들어가 본 지원자격은 한 줄기 희망으로 다가왔다.

[지원 자격: 경력 1년]

아, 지원은 할 수 있겠다. 바로 선발 과정과 활동 내용, 귀국 후 지원에 대해 알아봤다. 생활비와 주거비 지원, 지원 후 나오는 보조금, 국제개발 쪽으로의 경력, 언어 습득 등의 이점이 가장 먼저 눈에 띄었다. 거창한 '인류애 실현' 이유보다 현실적인 면을 먼저

본 셈이다. 단점으로는 개발도상국에서의 여자 혼자 생활한다는 점과 언어, 문화, 치안 등이 있었다. 나름 개발도상국을 다녀본 경험과 타지에서의 자취 경력이 있었기에 할 수 있을 거야, 라는 근거 없는 자신감이 단점들을 다 상쇄시켜 버렸다.

경력 1년은 너무 적다는 생각으로 고민했으나 엄마의 강력한 응원에 지원서를 작성했다. 매일 고민과 한숨으로 출근 전후를 무서워하는 딸의 병원 생활이 안타깝지 않은 부모가 어디 있을까. 자비가 들지 않고 임상이 아닌 다른 직무를 찾을 수 있다는 가능성이 엄마의 눈에도 매력적이었다고 했다.

마감 하루 전에 작성한 지원서는 간단했다. 1,000자 내외의 답변을 질문에 따라 타이핑만 하면 되는 시스템이었다. "당신이 인생에서 가장 중요하게 생각하는 가치와 그 이유는?" 등의 자신을 돌아보게 하는 문항들이었다. 당연히 안 될 거로 생각하고 포털 사이트 가입하듯 편한 마음으로 적어나갔다. 대여섯 개의 칸을 작성하고 인적 사항을 적으니 완료되었다.

'설마, 되겠어? 되더라도 근무표가 맞아서 면접이나 보겠어?'

지원자 발표일까지 2주의 시간이 있었고 면접을 보게 되면, 사직한다고 얘기해야 하나, 김칫국을 사발로 마시면서 기다렸다. 결과는 듀티가 안 겹치는 시간에 면접을 보러 오라는 서류 합격이었다.

'뭐지. 물 흐르듯 지나가는 이 느낌?'

일주일 뒤 면접 장소인 양재교육원에서 범죄사실 조회 및 신용정보를 확인하고, 강당에 대기자들과 앉아서 호명할 때까지 기다렸다. 면접 대기하는 동안 해외 봉사 적합도검사를 한다. 특정한 상황을 문제로 내고 어떤 결정을 할지 대략 500개 문항에 답변을 작성한다. 정답은 없지만 검사 결과상 문항 간 불일치가 높으면 안 된다는 사전 지식을 듣고 가서 최대한 내 생각을 일치시키려고 집중하며 마킹했다.

순서가 되면 면접 장소로 올라간다. 면접장에는 같은 직군끼리 3명 혹은 2명씩 들어간다. 인원수가 안 맞을 경우, 혼자 보는 분도 있었다. 직무 관련 질문도 하는데 운이 좋게 나는 중간에 앉아서 잘 모르는 것도 양옆에서 대답하는 걸 듣고 주워서 살을 보탤 수 있었다. 대답을 잘 못해도 붙으시는 분들이 있었는데 나중에 붙은 사람끼리 추측하기로는 가서 잘 버틸 것 같은 사람을 뽑는 것이라고 결론 내렸다.

면접 끝에 추가 질문을 받았다.

"현지에 가면 통솔을 하거나 리더십이 필요할 수 있어요. 지원자님은 아직 어리고 1년 경력이라서 그런 부분을 잘 감당할 수 있을까요?"

호쾌한 답변으로 마무리했다.

"저는 병동 내 교육팀입니다. 입사 간호사 교육도 여러 번 했었고, 교육자료도 만들었습니다. 외국인 근로자 무료 진료를 하는 공공병원이라 외국인 산모와 신생아도 보살폈습니다. 단순 모자보건이 필요한 술기뿐만 아니라 문화와 언어가 다른 대상자와 보호자를 간호한 경험은 해외 봉사 시 유용할 것으로 생각합니다. CPR도 몇 번이나 경험해서 1년 신규가 할 수 있는 경험치고 풍부합니다. 이런 역량이 파견지에서 발휘할 수 있을 거로 생각합니다."

면접 일주일 후 신체검사 날짜가 나왔고, 그날 또한 근무 시간과 겹치지 않아 갈 수 있었다.[7] 문제는 재검이었는데 다른 기업의 신체검사와 다르게 조금의 이상 수치라도 있으면 지정한 대학병원으로 가서 재검사를 받아야 했다. 나의 경우는 간호사들의 흔한 직업병인 "방광염"[8]이었다. 재검사하러 가는 날까지도 듀티가 겹치지 않아 분명한 느낌이 왔다.

'아, 가겠구나.'

어느 나라를 썼는지도 가물가물한데 진짜 갈 수 있을 거라는 느낌이 들었다. 재검도 마치고 3주간의 시간이 남았을 때 사직 여부에 대해 말씀드렸고 수간호사 선생님은 확실해지면 사직서를

---

7 코이카 봉사단원의 신체검사는 지정된 병원에서 지정된 시간에 와야만 진행이 가능하다. 만에 하나 있을 건강상 문제 때문에 기관에서 지정한 곳에서 정밀 검사를 하기 때문이다.
8 재검사에서 나온 "방광염"이 심각한 다른 질병을 초래한 것이 아니면 통과됐다.

받겠다 하셨다. 굉장히 상도덕 없는 사직이었으나 결과 발표하는 날 다들 합격한 것에 기뻐해 주면서 아쉽지만 힘내어 잘하다 오라고 토닥토닥 해주시며 보내주셨다. 5일 후, 1년 1개월이 되는 날, 마지막이 될 수도 있는 임상 간호사 생활을 끝내고 국내교육원으로 입소하게 된다.

Q 코이카 해외봉사단의 지원과정과 지원 시 받게 되는 혜택은 뭐가 있죠?

아래의 표를 참고해 주세요. A

모집	‣ 해외봉사단 모집기간에 홈페이지에 가입하여 온라인 지원서 제출함 ‣ 2년 일반봉사단원 프로그램이 대표적이며 1년 활동 또는 대면/비대면 혼합 활동이 열리는 예도 있음 ‣ 만 50세 이상 + 10년 이상 경력자는 시니어봉사단으로 분류되며 모집 기수마다 분야와 인원이 다르니 공고를 참고하여 지원함
1차 서류	‣ 모집 기수마다 분야, 국가, 인원이 다르므로 매번 자신이 파견되고 싶은 일정에 맞게 모집 요강을 확인하여 지원함. ‣ 지원서에 1~3지망 국가 작성해야 함

....
9 KOICA 봉사단 홈페이지 참조하여 세부사항을 추가 작성함

	‣ 간호 분야는 3/4년제 상관없이 간호사 면허증이 있으면 됨. 간호사지만 임상 외 경력이나 자격증(보건교육사)으로 보건 분야에 지원할 수도 있음 ‣ 기관 내부 규정에 맞는 양식으로 서류심사 후 약 1주 후 결과발표
2차 면접	‣ 서류전형 합격자를 대상으로 양재교육원에서 일반면접 및 분야별 기술 면접, 해외 봉사 적합도검사 실시
신체검사	‣ 지정된 병원에서 실시함. 수치가 경계선이라도 재검사해야 함. 재검사에 불응할 경우, 탈락 처리됨 ‣ 재검사도 지정된 병원에서만 실시해야 하고, 전문의와 상담을 통해 파견 적합 여부가 결정됨
발표 ~국내교육	‣ 봉사단원 모집부터 국내 교육대상자 발표까지 8주 내외 소요 ‣ 국내 교육 : 현지어 교육, 자기 계발, 봉사 정신 함양을 위한 5주 내외의 온, 오프라인 교육 참여 (그해 상황에 따라 변동 가능)

표 2. 코이카 해외봉사단(월드프렌즈코리아) 모집선발 과정

국내 교육	운동복, 생필품 등 교육에 필요한 물품
출국 지원	출국준비금, 항공료, 항공수하물료, 여권 및 비자 발급 대행, 예방접종 7~9종 (개인, 국가별 차이가 있음)
해외 봉사활동	‣ 생활경비 : 현지 정착비, 현지 생활비, 주거비 ‣ 활동경비 : 활동 물품 지원비(1회/2달), 현장 사업지원비(전체활동 중 1회) ‣ 안전관리 : 상해 및 재해 여행자보험 ‣ 건강관리 : 건강검진, 의료비, 긴급 의료지원 서비스(국제 SOS 보험) 가입
귀국	귀국준비금(월 60만 원), 항공료, 화물탁송료, 국내 정착지원금
귀국후	취업 정보지원센터, 활동 경험담 출판 지원, 귀국 인재 강사 활동, KOICA/귀국단원 대학원 장학생; 개발 협력 및 본인 활동 분야 관련 대학원 등록금 지원 제도, 리턴 프로젝트(활동 국가 재방문 지원)

표 3. 코이카 해외봉사단(월드프렌즈코리아) 활동 및 귀국후 지원내역

Q 간호 분야는 매 기수 모집하나요? 기술 면접은 어떤 게 나오나요?

A 핵심 분야가 있어요. 간호, 사회복지, 한국어교육, 이 세 분야는 단 한 번도 빠진 적 없이 나온 분야들이에요. 면접 시, 기술 면접은 전공 관련 문항인데요. 저는 수혈 환자 간호 시 바이탈이 불안정하면 어떻게 처치할지와 간염의 종류와 예방접종을 물어봤어요. 다른 단원들은 CPR이나 응급처치에 관해서 묻기도 하고, 결핵이나 전염병에 대해서 질문했다고 해요. 최근 코로나 영향으로 전염성 질환에 관한 질문이 늘어났고, 만성질환인 고혈압, 당뇨는 꾸준히 나오는 문항이에요.

Q 전형별로 어떤 식으로 해야 합격한다는 비법이 있을까요?

A 제가 한 방법이 정답은 아니지만, 모든 답변을 두괄식으로 간결하게 했어요. 서류에서 예를 들어 "본인이 생각하는 인간관계에서 가장 중요한 점은?" 하는 질문이 있으면 한마디로 답변 쓰고 이유도 짧게 썼어요. 예전에 어쨌고, 하는 부연 설명을 최소화했어요. 면접 질문들도 왜 해외 봉사 하러 가려고 하는가?, 하면 "의미 있는 일에 전문 분야로 참여하고 싶다." 두괄식으로 말하고, 이유는 두 세줄 정도로 간결히 말했어요. 사실 기수마다 지원자 경쟁률이 0.1대라서 크게 긴장 안 하고 최대한 아는 것을 적절히 조합해서 말할 수 있는 순발력을 연습하면 원하는 결과를 얻을 거로 생각해요.

Q 영어나 외국어의 자격조건이 있나요?

A 아니요! 이건 확실하게 말씀드릴 수 있습니다. 영어나 불어, 스페인어를 잘하신다면 필요한 국가에서 도움은 되지만 대다수 국가가 공용어와 토착어가 따로 있기 때문에 큰 차이는 없다고 생각해요. 왜냐면 봉사단원은 상위관리자가 아닌 현장 직원들과 함께하기 때문이죠. 자신이 현장 사업 등 규모가 큰 활동을 한다면 언어 능력을 현지에서 공부하면서 키우시면 돼요! 현재 언어 실력 때문에 포기하지 않길 바라요.

Q 파견은 원하는 국가와 기관으로 보내주나요?

A 아니요. 국가는 최대한 지망 순서대로 보내주려고 하지만 최종 합격 시 파견될 국가와 나중에 파견되는 국가가 바뀌는 일도 있어요. 현지 상황이나 파견 기관에서 더 이상 한국인 봉사단원이 필요 없다는 둥 종종 발생하는 일이에요. 원하는 국가가 될 때까지 재지원하는 분들도 있고, 원하는 국가의 지역이 있는 기관으로 가게 해달라고 했다가 사무소와 마찰을 빚어 귀국하는 일도 있어요. 현지에서 생기는 일들은 변수가 많다는 것만 기억하시고 마음의 준비를 하시면 좋을 것 같아요.

Chapter 2

터닝 포인트

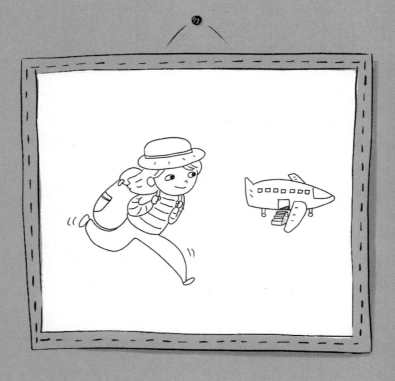

선교인가 스펙인가

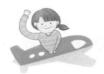

아프리카 간다니까 선교라고 말하는 사람도 있고, 스펙 쌓으러 간다는 말도 있다. 국내 교육엔 유명한 인사들이 와서 봉사단 역할의 중요성을 주입하고 자긍심을 고취한다. 그러나 파견 국가에서의 현지 적응훈련은 사고만 일어나지 말라는 간절함이 배어 있다. 이런 서로 다른 입장의 차이는 파견 전부터 봉사단원의 위치는 어디이고, 무엇을 목표로 활동하는지 의문을 던진다.

최종 합격 후, 모든 절차는 안내문을 읽고 따라가면 된다. 챙겨야 할 짐부터 시작해서 필요 서류 구비, 여권 처리 등을 상세하게 알려준다. 서울의 양재 교육원과 강원도 영월에 있는

[월드 프렌즈 빌리지] 교육원이 있으며 일반 봉사단원은 영월에서 5~6주간 국내 교육을 받는다. 봉사단 프로그램에 따라 서울 양재교육원에서 합숙하기도 한다. 영월까지 개인적으로 갈 수도 있지만 양재 교육원에서 집합하여 관광버스를 타고 출발한다. 영월 교육원은 예상대로 한적하고 조용한 강원도 시골 동네였다. 읍내에서도 20분 넘게 산골짝을 달려 들어가면 텔레토비 동산이 펼쳐진다. 교육 본부 및 강의실과 숙소는 걸어서 5분 거리에 위치할 정도로 내부 부지가 상당히 크다.

가자마자 짐 풀기 전에 지급품이 가득 쌓여 있는 전체 강의실로 올라간다. 모든 것은 다 세팅되어 있고, 숙소, 사물함, 교육 자리 등도 교육원에서 지정해 줬다. 최종 합격 안내문부터 시작해서 봉사단원 국내 교육은 게임의 튜토리얼을 따라가는 느낌이다. 튜토리얼이 다 끝나고 나서 본 게임이 너무나 어렵다는 게 단점이지만 말이다. 오리엔테이션 시간에 많은 물품을 지급했지만, 이것은 시작이다. 교육 기간 내내 단복도 맞추고, 전문의료인의 사용설명과 함께 안전 물품도 준다. 그뿐만 아니라 교육마다 새로 지급되는 책자들과 파견 후 받는 지급품, 그리고 명절마다 나오는 격려품까지, 받게 될 것이 많으니 개인 비품은 정말 개인적인 것(약품, 특정 화장품, 한국에서만 구매할 수 있는 가공식품 등)이 아니면 간소하게 챙기는 걸 추천하고 싶다.

교육원 일정은 아침 7시에 기상해서 가벼운 단체 달리기를 하고 체조를 한 뒤, 세면하고 식사하는 일과로 시작한다. 바로 수준별 영어 수업으로 오전을 시작하고 뒤이어 여러 강의와 특강, 현지어 수업이 줄줄이 소시지처럼 이어진다. 그 와중에 개인 동아리 활동도 있으며 봉사활동도 있다. 동아리 활동이란, 교육원에 있는 예비 단원들이 만드는 본인들만의 소그룹을 말한다. 기타 연주, 독서 등 취미 활동도 있고, 주말 외박이 불가한 교육원 규정 때문에 같은 종교를 가진 단원들끼리 갖는 종교모임도 있다.

또한, 자비로 가는 봉사활동이 아니기 때문에 일정 자격조건을 위한 시험이 존재한다. 누구를 떨어뜨리기 위한 시험이 아니라 국가 예산이 쓰이기 때문에 최소한의 자격 조건을 갖추라는 의미로 치는 시험이다. 2가지 시험이 있는데 개발협력과 관련되는 수업내용을 테스트하고, 현지어 수업 시간에 배운 언어 시험을 친다. 또한, 기본 태도 점수가 있어 지각, 수업 중 휴대전화 사용 적발, 무단 외출 등이 누적될 시, 벌점이 쌓여 강제 퇴소를 당할 수도 있다. 이러한 규정은 파견 후에도 있다. 다만, 파견 후의 규정이 국별 사무소마다 다르므로 혼란을 일으키는 경우가 생긴다.

분야마다 유명한 강사분들의 강연도 있었다. 국가가 파견한 봉사단원으로서 해야 할 의무와 이 활동에 참여한 자들을 추켜세워 주는 시간이었다. 세브란스 병원의 인요한 선생님은 국내에 소방대원이 있다면 해외에 코이카 봉사단원이 있는 거라며 국가의 영웅처럼 격려해 주셨다.

봉사단원의 희생을 기념하는 장소가 교육원 내부에 있었다. 현지에서 사망한 고인을 기리기 위한 추모비였다. 단순 스펙으로 생각하기엔 짧지 않은 시간과 치안, 안전, 질병의 위험부담을 안고 가는 숭고한 희생이 같이하는 느낌이었다. 해외 봉사에 첫발을 들인 5주 국내 교육 시간을 통해 기본 소양을 쌓은 뒤, 동기, 교육원 선생님들과 작별인사를 했다.

신변 정리의 시간이 흘러 어느덧 출국일이 됐다. 두바이를 거쳐 도착하는 일정으로 장장 20시간이 넘는 일정이었다. 50킬로 이민 가방 두 개의 무게를 간신히 맞추어 절차를 마치면 가족, 친구들과 인사하고 단원들과 함께 출국했다. 비행기에서 먹고 자기를 두어 번 하고 나면 환승 공항인 두바이에서 내린다. 항공사에서 준 버거킹 바우처를 사용해 마지막 글로벌 프랜차이즈를 맛본 뒤, 아프리카로 향했다. 에티오피아는 스타벅스와 맥도날드를 포함한 유명 세계적 기업이 입점하지 않았기 때문에 마지막으로 맛본 글로벌 대기업의 맛이었다.

수도인 아디스아바바 공항에 도착하면 출입국 심사를 마치고 나서 부랴부랴 단복으로 갈아입었다. 기념사진 때문이었는데 번거롭다는 민원으로 인해 지금은 사라진 절차라고 한다. 마중을 나온 에티오피아 코이카 사무소 직원분들과 함께 기념사진을 찍고 차에 올라탔다. 코이카 사무소로 전체 인사를 하고 나서야 단원 전용 유숙소에 도착해 짐을 풀 수 있었다. 고도가 높아서 일주일은 멀미한 것처럼 어지러웠고 추웠다. 시차 때문에도 밤마다 깨며 피곤하고 몽롱한 현지적응훈련을 시작했다.

현지적응훈련은 8주로, 단원들이 각 파견지역으로 가기 전에 언어와 문화를 수도에서 합숙하며 배우는 시간이었다. 기간과 커리큘럼은 담당 직원(코디네이터)에 따라 세부 내용이 달라진다. 주요한 일정은 현지어를 학습하는 일이다. 현지어 교육 방식은 기수마다 다른데 바로 전 기수는 개인 과외를 받았고, 어떤 기수는 학원에 다녔다고 했다. 내가 있을 땐 선교사들이 가는 어학원에 등록하여 꽤 먼 거리로 차를 렌트하여 다녔다.

식사는 어학원에 가 있는 점심을 제외하곤 대부분 유숙소 주방에서 직접 해 먹었다. 한국식당이 몇 군데 있으나 멀고 비싸서 특별한 날에만 가는 곳이었다. 점심을 먹고 길가에 파는 현지식 커피(150원)를 한잔하고 오면 오후 수업을 들었다. 오후 수업을 부지런히 마치면 3시에서 4시 사이였고, 일주일에 몇 번은 사무소에 들러 특강을 듣거나 활동 내용 발표 등을 했다. 별일 없으면 근처 상점에서 저녁거리 장을 보고 귀가했다.

우리 기수는 각자 돌아가며 저녁 당번을 하였고, 이건 기수에 따라서 본인들이 원하는 대로 정한다. 맘 맞는 사람끼리 사 먹고 싶으면 사 먹기도 한다. 저녁 식사 메뉴는 카레, 닭볶음탕, 미역국 등 가져온 재료와 살 수 있는 재료를 혼합하여 최소한의 양으로 많은 이들을 만족시킬 수 있는 요리를 궁리하여 만든다. 준비부터 마무리 설거지까지 다 하면 4시간이 훌쩍 지나가 있다. 게다가 정전은 필연적으로 오기 때문에 시간이 더 오래 걸렸다. 겨우겨우 식사를 다 마치고 나면 해가 지고 개인 시간을 보내며 하루를 마무리했다.

현지적응훈련의 꽃은 OJT(On the Job Training; 업무 전 직장교육)로 파견지에서 일주일 동안 홈스테이하는 시간이었다. OJT를 가게 될 지역 소개를 사무소에서 받고 이동 경로에 따라 예매한 표를 받았다. 나의 경우는, 국내선을 타고 이동하기 때문에 공항까지 사무소에서 데려다주셨다. 비행기를 이용하기 때문에 수화물 제한이 있어 선배 단원의 집에 맡겨둘 생각으로 짐을 여분의 가방에 나누어 들고 갔다. 가기 전에 미리 연락하고 양해를 구한 다음, 파견 후 밥을 샀지만 짐뿐만 아니라 파견되고 나서도 많은 도움을 받았고, 그 후 나 또한 후배 단원이 오면 똑같이 도와주었다.

파견될 지역은 에티오피아 제2의 도시이자 커다란 호수를 끼고 있는 관광지였다. 유럽에서 온 관광객들의 여행 코스였기에 호텔과 리조트가 잘 갖춰진 곳이었다. 활동할 기관은 해당 지역 내 중심가에 있는 보건소였다. 보건소에 대한 현지 사람들의 인식과 한국 사람의 인식은 다르다. 우리에게 보건소는 특별한 사유가 아니면 방문하는 곳이 아니다. 에티오피아는 서민들에게 가장 가까운 의료기관이자 질병 상태를 확인하고, 법적 증명서를 받을 수 있는 공간이다. 보건소가 1차 의료기관의 역할을 다했고, 심각하면 2차 공립병원이나 사립병원으로 전원 됐다. 입원/수술 치료가 필요한 심각한 단계가 되면 재산 수준에 따라 더 큰 사립병원 혹은 수도로 가서 치료받았다.

보건소의 가장 큰 문제는 인력 부족이었다. 공공의료기관의 부족으로 산업보건, 학교보건, 방문 간호, 데이터 관리 등 담당 지역 안에서 발생하는 모든 보건의료 업무를 담당하고 있었다. 인력은 한정적이고 해야 할 일이 많으니 한 명의 직원이 치료도 하고, 진료도 보고, 기록도 하는 식이었다. 그래서 부족한 인력을 한국인 봉사단원으로 대체하려는 기관장의 속뜻이 있었다.

비행기가 연착되어 밤늦게 도착하자마자 선배 단원들의 인솔에 따라 택시를 타고 홈스테이 집에 도착했다. 나의 홈스테이 집은 기관 행정직원의 남동생 집이었다. 단원의 홈스테이 집은 기관장이 결정했으며 이는 코이카 사무소 요청에 따라 정해준 곳이었다. 귀여운 4살짜리 쌍둥이 아가들이 폴짝폴짝 뛰면서 신기해했다. 쌍둥이들의 의젓한 언니 오빠도 있었고, 젊은 엄마, 아빠가 있는 집이었다. 위치는 도심지에서 차로 20분 정도 떨어진 외곽 위성도시의 주택촌이었다. 중산층에 속하는 주택 유형인 시멘트 집이었고, TV와 냉장고가 있는 집이었다. 중산층 가정엔 집안일을 맡아주는 '사라텡냐'가 있는데 홈스테이 가정은 1명의 10대 여자아이가 있었다. 소녀의 본가는 시골이며 돈을 벌고 공부하기 위해 도시로 왔다고 했다. 학교에 가야 하는 소녀를 위해 홈스테이 가족이 배려해 주어 일과가 비어 있는 낮 동안 학교를 다녀온다고 했다.

내가 도착하자마자 거실에서 전통 커피를 마셨다. 에티오피아는 귀한 손님이 오면 전통의상을 입고 커피를 직접 볶아서 뜨겁게 내려준다. 에스프레소 잔 같은 작은 찻잔에 총 석 잔을 따라 주시는데 이걸 다 마셔야 손님의 의무를 다한 것이다.

따로 마련해준 방에 들어가 짐을 풀었다. 벌레 퇴치 약을 매트리스에 한가득 뿌리고 옷을 갈아입었지만 애석하게도 벼룩 신고식을 톡톡히 치렀다. 수도에서 멀어질수록 벼룩과 빈대와의

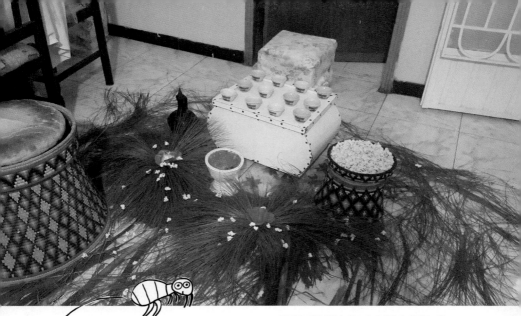

에티오피아 분나 마프라트 (커피 세레모니)

전쟁이 심했는데 이유는 고도가 수도보다 낮고 기후가
따뜻해서다.[1] 결국 알레르기가 심하게 올라와서 온몸이 빨갛게
부어오른 상태로 수도에 도착하자마자 병원 치료를 받아야 했다.
파견이 끝날 즈음엔 내 몸 구석구석 용 문신 같은 벼룩 자국들이
한가득 남았다.

　　OJT 첫날은 기관장과 짧은 면담을 하고, 실마다 소개를 해줬다.
파견 전 안내문의 내가 하게 될 주요 업무는 산모와 신생아
간호라고 적혀있었으나 막상 도착해서 보니 산부인과는 호주

....
1　에티오피아는 고도가 높아 연중 선선한 기후를 지닌 나라다. 아프리카라고 모두 무더운 건 아니다.

NGO와 협약을 맺어 운영되는 곳이었다. 은퇴한 호주인 의사/ 간호사가 상주하고 있었고, 그들이 교육한 조산사와 간호사들은 별도 예산으로 채용한 사람들이었다. 이미 외부의 원조를 받는 부서라 내가 참여할 필요는 없었다.

눈앞에서 근무 부서가 사라진 내게 기관장은 일주일 동안 각 실에 들어가서 실습하고, 앞으로 활동할 부서를 정하자고 했다. 이때부터 단원의 역할과 목표가 무엇인지 흐릿해져 가는 느낌이 들었다. 동양인의 얼굴이 비교적 어려 보여 그런 것도 있지만 직원들에게 나는 '어린 외국인 실습생' 정도로 인식됐다. 현지어를 유창하게 해서 한 가지 업무를 맡는 것도 아니고 기자재를 고쳐주러 온 것도 아니고, 관광객도 아니고, 쟨 뭐지, 했을 것이다. 그도 그럴 것이, 옆에 있는 분만실에는 백발의 외국인 의사, 조산사가 초음파 기계를 가져와서 검사하고, 분만을 돕고 하는데 10대 후반으로 보이는 아시안 여자애가 맨몸으로 갔으니 말이다. 예방접종이나 소독실에서 보조적인 업무나 할 수 있다고 여겼으리라. 시스템을 바꾸러 갔다기에는 제한이 많았고, 단순 보조 업무만 하기엔 누군가의 일자리를 빼앗는 기분이 들었다.

과연 이런 업무들로 봉사활동이라 할 수 있을까? 인력이 부족해서 돕는 것에 의의를 둔다면 한국에서도 할 수 있을테요.

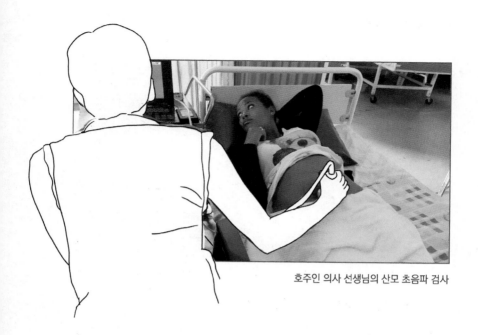

호주인 의사 선생님의 산모 초음파 검사

귀국하면 사용하지 않을 술기와 에티오피아식 진료기록 작성은 한국 간호사로서 경력 단절이 될 테지. 선교라기엔 지원받는 게 많았고, 스펙이라기엔 각박한 환경에서 살아보는 것 말고 그다지 얻어갈 게 없어 보였다.

2년이라는 시간의 끝에서 나는 무엇을 얻어갈 수 있을지, 의문과 함께 시작한 해외 봉사였다.

디쓰 이즈 아프리카

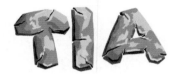

"This is Africa"는 줄여서 "T.I.A."라고도 한다. 2006년에 개봉한 영화 '블러드 다이아몬드'에서 주인공 레오나르도 디카프리오가 말한 대사다. 이 표현은 아프리카에서 겪는 어이없는 상황에서 쓰이는 관용어로 일상적으로 가능하던 일은 안 되고, 불가능하던 일은 되는 경우를 말한다.

학수고대하던 파견의 시간이 도래했다. 사무소에서 주는 숙박비에 맞춰 정식집 계약 전 예약한 호텔에 묵으며 파견지역 활동을 시작했다. 호텔과 기관은 지역 시내 중심지에 있어 출퇴근 및 생활하기가 편리하고 좋았다. 와이파이가 있고, 뜨거운 물이 나오며 바로 앞에 갈만한 식당이 있는 번화가였다. 새로운 시작을 앞두고 들뜨고 신나는 기분이 들었다.

　정식으로 출근한 첫날, 기관장은 다시 한번 내가 맡을 역할에 관해 설명해 주었다. 그리고 OJT^(파견 전 기관 탐방) 시간에 둘러본 진료과 중, Dressing & Injection Room에서 일하고 싶다는 의견을 들어주었다. 현지어가 많이 필요한 타 부서보다 비교적 간단한 업무였다. 처방받은 처치를 주로 하는 '처치실'이 첫 근무지가 되었다. 나의 일은 옆에서 필요한 솜을 채워주거나 거즈를 잘라 소독 통 안에 솜을 채워 넣고 소독기에 돌리는 등, 보조적인 업무였다. 그마저도, 대부분 시간은 여유로웠고 환자가 없는 시간엔 다른 부서 직원들과 인사하며 얼굴을 익혀 나갔다.

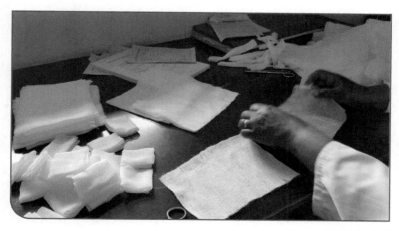

소독실 거즈 접기

첫 일주일은 사람들을 만나면서 즐기는가, 싶더니 이내 눈에 차지 않은 것들이 보이기 시작했다. 기본적으로 다른, 위생과 소독의 개념 그리고 사람들의 인식이었다. 한국의 병원에선 병원감염으로 인한 2차 감염을 의료인이 해선 안 될 실수로 간주하며 이것을 최소화하는 시스템이 있다. 구한말부터 지금에 이르기까지 지난 반세기 동안 노력한 결과이다. 4년간의 대학 교육과 1년간의 병원 현장에서의 경험은 그 노력의 집합체였다. 현지 직원들의 방식대로 상처 부위를 대충 닦거나 오염시키는 행위는 하고 싶지 않았지만 피할 수 없었다. 내 방식을 고집부릴 수도, 그렇다고 뻔히 보이는 '잘못된' 행위대로 따라 할 순 없었다. 이런 상충을 처리하는 데 있어 미숙함이 송곳처럼 드러났다.

'제일 먼저 부딪히는 부분이라고 배웠지만, 정말 어렵다. 어떻게 해야 할지 모르겠다!'

무시하거나 혹은 시스템을 긍정적으로 변화시키려는 단원의 마음만으로는 그 자리에서 할 수 있는 것이 아무것도 없었다. 무시하려면 다른 일에 몰두해야 했지만, 언어 능력이 부족해 환자 응대가 어려웠다. 그래서 가만히 있으려 하니, '왜 가만히 있느냐'는 핀잔을 듣게 되었다. 시스템을 긍정적으로 변화시키고자 업무를 기록하고 사진을 찍기 시작했지만, 이것도 하루 이틀 한두 시간의 일이었다. 매일 출근해서 내 업무를 방치하고 이것만

하려니 직원들로부터 따가운 눈총을 받았다.

"시간이 해결해 주겠지."

일부는 맞는 말이지만, 한편으로는 완전히 틀린 말이었다. 1~2년의 세월은 짧게 느껴졌고, 문화와 언어를 익히기만도 부족한 시간이었다. 그렇다고 아무것도 안 하면서 기관에서 직원들과 충돌하고 싶지 않았다. 그럼에도 단원으로서의 보람을 느끼고 싶은 과도한 열정에 사로잡혀 마음의 스트레스가 천천히 쌓여갔다.

파견 한 달이 지나자, 활동 지원 물품비를 지원한다는 메일이 왔다. 코이카 봉사단원에게 두 달에 한 번 지급되는 비용으로 봉사활동에 필요한 물품을 구매할 수 있는 예산이었다. 양식에 맞춰 필요한 물품의 견적서를 가게에서 받아 사무소 직원에게 보내면 본부의 승인을 요청한다. 결재가 나면 입금과 동시에 필요한 물품을 살 수 있다. 원칙대로라면 결재 후 구매할 수 있지만 제때 구매 물품을 받는 게 쉬운 일이 아닌지라 사무소에서 가승인을 해주면 자비로 금액의 일부를 주고 주문부터 한다. 이후 잔금과 물품 수령은 사무소에서 본부 승인으로 봉사단원에게 송금해 주면 단원은 가게로 가서 현금으로 납부하고 영수증을 끊어온다. A4용지에 영수증을 붙이고 구매 목록에 대한 사용

명세를 입력하면 완료되는 시스템이었다.

먼저 손 위생 용품부터 샀다. 손 세정제, 비누, 포스터 등을 사다가 기관 회의 시간에 교육하고, 실마다 비치했다. 예상보다 직원들은 세정제나 비누를 잘 썼고, 가끔 나를 보며 중요한 지원을 해줘서 고맙다고 말했다. 작은 심리적 보상이 이뤄지자, 불 붙은 열정은 멈출 줄 몰랐다. 소독실의 비품을 새것으로 바꿨고, 성인 신체검사를 위한 도구들을 수도에서 공수해 바꿨다.

이에 힘입어 나의 노동도 아낌없이 내어줬다. 직원들은 바쁜 시즌이 되면 종종 헬퍼를 요청했다. 외부 원조 기관에서 나눠준 예방접종 주사가 도착하면 환자가 몰리는 성수기였다. 이때 손이 필요하니 '웃데(Wude)[2]'를 빌려달라고 찾아왔다. 원치 않는 위생 지식의 상충은 이 일 저 일 불려 다니면서 희석됐다.

그럭저럭 열악한 위생 관념에 적응한 듯 보였으나 다른 문제점이 수면으로 떠올랐다. 바로 환자를 대하는 의료진의 태도였다. 의료기관에서 감염이라는 위험부담은 어쩔 수 없이 존재한다. 하지만 내가 활동한 보건소의 직원들은 이 위험부담을 심각하게 회피하려는 모습이 있었다. 왜 이런 일이 벌어졌냐면, 에티오피아 HIV[3] 유병률은 3%대로 높은 편이었다. 이로 인한

---

2 나의 현지 이름, precious 뜻을 지님
3 후천성면역결핍증의 원인 병원체로 잘 알려진 '에이즈(AIDS)'를 일으키는 바이러스이다.

낙인 때문에 안 좋은 인식이 만연했다. 우리나라의 0.02%에 비하면 확연히 높은 수치지만 정규 교육을 받은 의료인이 대상자를 극도로 싫어하는 태도를 보이며, 인상을 찌푸리고 1미터가량 폴짝 떨어져서 가까이 오면 손사래를 쳤다. 저리 가라는 시늉으로 얼굴도 제대로 보지 않고 문진하거나 어쩔 수 없이 처치하는 모습을 보면 울화가 치밀었다. 몇 번은 싸우기도 했고, 몇 번은 내가 나서서 환자를 처치하거나 안아주며 인식을 바꾸려 했다. 역시는 역시, 쉬운 일은 아니었고, 마음 밭이 좋은 직원들은 다소 수긍했지만, 대다수는 '그래도 나는 싫어.'라는 태도를 고수했다.

축적되던 나의 울화통은 사소한 문제로 촉발했다. 사건은 환자한테 줄 항생제 주사기를 지저분한 책상에 버리듯이 둔 것에 대해 왜 주사기를 오염된 곳에 두냐는 언쟁이었다. '그런 환자'한테는 오염된 항생제를 줘도 별 상관없다는 직원의 태도에 언짢아진 것이다. 이 과정에서 나는 주사기를 해당 직원에게 들이대면서 항의했고, 그녀의 목에 닿으며 불쾌감을 주었다. 조금 지나고 나서 그 자리에서 사과하는 고른 인성의 소유자였으면 좋았을걸. 해결하지 않은 채 퇴근했고, 기관장의 귀에 들어간 사건은 고스란히 사무소 직원에게 전해졌다. 사무소에서는 기관장이 단원에 대해 전화했으니, 증거가 남게 되어 제재조치를 줄 수밖에 없다고 했다. 이를 두고 친한 단원들은, 출퇴근을 제대로 하지 않는 단원들도 많지만, 기관장들이 신경도 쓰지 않기 때문에 나처럼 제재받지 않는다며 억울한 처사라고 옹호해 줬다.

그 뒤에 선택은 내 몫이었다. 남은 기간을 보낼 것인지, 더 이상 나라 망신 그만하고 집에 가든지, 둘 중 하나였다. 어느 것도 시원하게 답이 내려지지 않았다. 분명 내 잘못이었지만 밥맛이 없어졌다. 하루에 한 끼를 겨우 먹거나 굶었다. 잠도 잘 안 오고 불면증에 시달렸다. 지켜보던 친한 현지 동료가 수면유도제를 처방해 줬고, 주말 동안 못 자던 잠을 몰아 잘 수 있었다. 그 대신 치명적인 부작용에 걸렸다. 그건 '자살 충동'이었다.

'지금 와서 한국에 가봤자, 나는 실패한 인생이겠지.'

하는 말도 안 되는 생각이 자라났다. 그 시기에 집에 쥐가 들어와 쥐약과 쥐덫을 사뒀는데 그걸 먹으면 좀 더 편하게 쉴 수 있지 않을까, 하는 파국으로 치달았다.

국내 교육 때, 사망한 단원중 자살한 단원의 비율이 낮지 않다는 강의를 들으며 현장에서 지키는 정신건강의 중요성을 배웠다.

'그냥 한국에 돌아오면 해결되는 일 아닌가? 이해할 수 없군.'

사람이 우물에 갇히면 그 우물 안만 바라보게 된다. 문제를 해결하려면 문제 밖에서 바라봐야 하는데 그게 쉽지 않다. 무서운 생각이 들었을 때 나는 정신을 다잡았다. 일단 먹었던 수면유도제를 버렸고, 사망 이후의 일을 상상했다. 자살이건, 타살이건, 가장 먼저 발견하게 되는 사람은 같은 지역에 있던 봉사단원일 것이다.

간접적으로 비슷한 경험을 한 적이 있었다. 태국에 있던 단원이 타살로 사망한 뉴스를 접한 적이 있었다.[4] 일주일간 속이 쓰리고 가슴이 답답했다. 같은 국가의 단원이 자살했다면 관계된 단원들은 일시 귀국해서 정신과 치료를 받게 될 것이었다. 열심히 활동하던 단원들에게 피해를 주고 싶지 않았다. 그렇다고 귀국하고 싶은 건 아니었다. 하고 싶은 활동들을 조금이라도 한 뒤에 돌아가고 싶었다.

더 이상 기관 안에서 부질없는 싸움을 그만하기로 했다. 그럼 이제 뭘 할까? 보건소 직원들의 HIV 인식이 그 정도였으니 학교는 더한 상황이었다. 학교에서 활동하던 교육 단원들도 HIV 편견과 부딪혔다. HIV 보균자 학생들이 학교당 1명 이상 있을 정도로 많았다. 부모만 HIV 환자인 경우에도 낙인을 씌우며 "쟤도 똑같아."라는 말을 교사들이 하는 현실에 개탄을 금치 못했다. 타당한 근거의 배경지식으로 설명해도 한 번 자리잡힌 고정관념은 쉽사리 바뀌지 않는다고 토로했다. 애로사항을 들은 코이카

----

4 세계일보, "라오스서 사망 20대 女 봉사단원 파살로 확인"

사무소에 계신 ODA 보건전문가 선생님은 내게 학교 보건 활동을 해 볼 것을 권유했다.

"제가 단원 파견계획을 짤 때 보건소가 관할하는 지역사회나 학교로 나가길 원했어요. 기관장들은 비싼 의료기기 사주는 걸 더 원하겠지만요."

실제로 학교엔 보건실이나 정규 보건교사가 없었다. 기본 응급처치부터 성교육과 위생교육이 전혀 없는 실정이었다. 담당 방문간호사가 관리하는 지역은 넓었고 학교보건까지 정기적으로 감당할 여력이 없었다.

할 일을 찾았고, 1순위 요구사항에 따라 교사 대상 응급처치 교육을 준비했다. 지역 단원들의 학교 2곳과 교육국장님이 추천해 준 공립학교 10곳을 선정했다. 총 12개 학교에 사전 방문해서 교장선생님과 면담 후에 날짜를 정했다. 미리 공지해서 되도록 많은 선생님이 들을 수 있도록 했다.

한 가지 걱정한 부분이 있었다. 공립학교 선생님들이 외부에서 준비한 연수나 교육을 받게 되면 NGO나 국제기구에서 교육 수당을 지급한다. 우리나라 선생님들과 같이 역량 강화를 위한 제도인데 이게 변질하여 회의든 교육이든 무조건 돈 줘, 식이

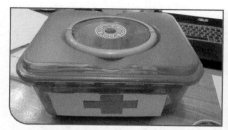
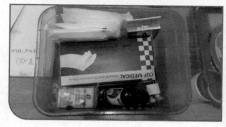
직접 만든 응급처치함(위)과 내용물(아래)

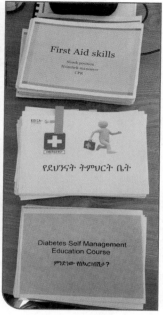
영어와 현지어로 번역한
교사 대상 응급처치 교육자료

되었다는 거다. 늘 최악의 경우를 상상하며 안되면 하지 말자고
다짐했다.

"우리는 교육받을 때 돈 받아야 해. 얼마 줄 수 있어?"

"교육비 안 줘도 시설 빌려주는 거니까 시설비 줘."

"그런 거 말고, 교실도 보수해야 하고 침대(?)랑 책상이 필요해."

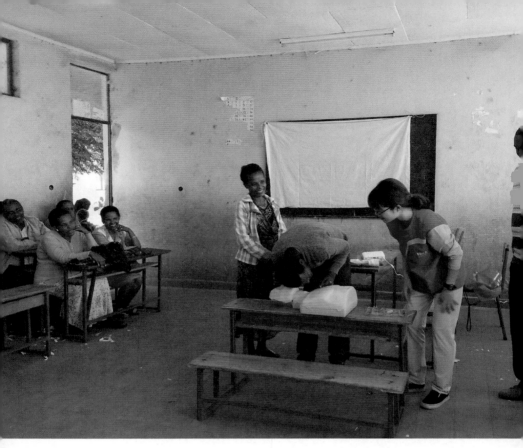

CPR 모형을 이용한 실습

한국에서 들으면 어처구니없는 상황이지만 60년 가까이 원조를 받아온 이들에겐 오히려 돈을 주지 않고 교육을 듣는 게 어색한 일이기 때문이다. 이런 경우가 한 번, 두 번 반복되다 보면 염증을 느끼고 결국은 모든 활동에 의욕을 잃게 된다. 그런 거 감안하고 온 게 봉사활동 아니냐, 하더라도 의욕이 사라지면 그다음부턴 그다지 뭔가를 나서서 하고 싶지 않게 된다. 나의 기관 안 활동이 그랬으므로 기관 밖 활동도 그러지 않을 거란 법이 없었다.

결과는 의외였다. 오히려 당신들이 지원해 줄 부분을 먼저 물어봤고, 한 학교에선 강사료로 얼마를 받겠냐는 질문까지 들었다. 그저 필요한 부분에 대해 공유할 수 있어 행복하다는 인사를 끝으로 사전 회의를 마쳤다.

교육일에 다시 방문한 학교들은 약속한 대로 장소를 준비했다. 그리고 보건과목과 연계된 교과(과학 혹은 체육) 선생님들을 필두로 하여 기초 응급처치교육을 듣고 싶은 선생님들이 모였다. 감격스러운 건 종이와 펜을 들고 왔고, 수업이 끝나면 질문을 던져 주셨다. 이게 왜 감동이냐면, 돈을 주고 물건을 사러 가도 분명 우리 사이 약속인데도 불구하고 해당일에 바람을 맞거나 약속대로 지켜지지 않은 경우가 왕왕 있는 분위기 때문이었다.

교장 선생님이 협조했어도 선생님들은 귀찮다고 안 들을 수도 있고, 수업 도중 재미없다고 다 나가버릴 수도 있었는데 그런 일은 일어나지 않았다. 관련 교과 선생님들은 본인 USB에 따로 교육 자료를 받아갈 정도로 열정적이었다. 일개 단원이 일회성으로 한 응급처치 교육으로 에이즈에 대한 혐오가 없어지지 않을 거란걸 알고 있었다. 하지만 교육을 통해 선생님들에게서 학생들을 잘 돌보고 싶어하는 희망을 보았다. 귀국하지 않고 남아있어서 잘했다고 생각했다.

그중 가장 호의적이었던 학교는 교육 후에 교감 선생님이 따로 분나(커피)를 마시자고 다과실로 데려갔다. 여자 선생님이셨는데 혹시 성교육 같은 것도 해줄 수 있냐고 물었다. 초경인 여학생들에게 생리대는 줄 수 없어도 어떻게 관리하는지와 기초적인 성교육이 필요하다고 했다. 그렇게 여학생 대상 성교육이 만들어졌다. 4일이라는 짧은 시간동안 이뤄진 교육이었지만 의미있는 시간이었다.

총 2시간으로 2개의 세션으로 나누어 준비했다. 앞 시간은 2차 성징과 임신에 대한 내용이었고, 뒤 시간은 면 생리대를 만드는 실습 시간으로 구성했다. 면 생리대 재료는 시장에서 광목천을 떼다가 하나하나 잘라서 키트로 만들었다. 실습을 위한 일대일 코칭이 필요해 지역 내 단원들과 같이 활동했고 덕분에 성공적으로 마칠 수 있었다. 짧다고 생각한 이 시간은 훗날 규모가 큰 성생식보건사업의 PM(프로젝트 매니저; 사업담당자)으로 이끌었다.

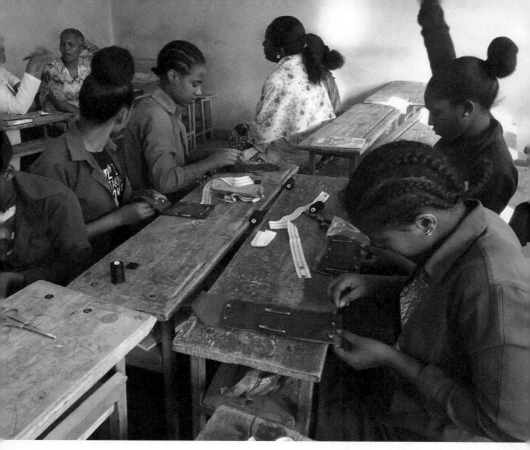

    내가 생각한 봉사활동은 파견 기관에서 선진 간호술기를
사용하여 도움이 되는 것이었는데 잘 안됐다. 교직 이수도 받지
못한 사람이 생각지도 못하게 학교 보건교육을 했다. 역시 디쓰
이즈 아프리카, 당연하던 일은 당연하지 않고, 상상도 못 한 일은
벌어지는 곳이었다.

뺑소니 사고[5]

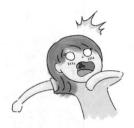

기다리던 첫 번째 국외 휴가는 한국행으로 결정했다. 국내 교육 때부터 왜 한국에 휴가를 오는 거지?, 살아보니 그리워지더라는 뻔한 이유였다. 병원에서 같이 일한 선생님도 만나고, 친구들을 보러 부산에도 다녀왔다. 친구도 가족도, "행복하지 않으면 언제든지 돌아와. 우리가 있잖아."라고 말해줬다. 유일하게 끝까지 최선을 다하고 잘 마치고 오라는 이야기는 먼저 귀국한 선배 단원뿐이었다. 돌아오라는 말도, 끝까지 남으라는 말도 든든한 고봉밥만큼이나 큰 힘이 되었다.

하지만 에티오피아로 복귀했으나 집이 있는 파견지로는 갈 수가

5 '뺑소니'는 몸을 빼쳐서 급히 몰래 달아나는 짓을 뜻하는 순우리말이다. 현대에 와서는 교통사고를 내고 도망가는 행위를 의미한다.

없었다. 소요 사태가 발생했기 때문이었다. 에티오피아도 다른 아프리카 국가처럼 다민족으로 이뤄진 나라이다. 정치적 문제가 민족 간 분열이 되어 한창 한국 뉴스에서도 떠들썩했다. 사람들이 찍어 올린 영상에는 내가 매일 출근하던 번화가가 보였다. 시위대로 가득 찬 곳에서 폭력 사태가 고스란히 담겨있었다. 매일 다니던 길은 피로 물들었고 많은 젊은이가 죽거나 다쳤다.

아무도 집 밖으로 나가지 못했다. 집마다 문을 두드리고 마구잡이로 사람을 패서 데려간다는 목격담이 쏟아졌다. 남아있던 단원들은 빠져나올 수 있을 때 최소한의 짐만 들고 수도로 대피할 수 있었다. 나중에 복귀해서도 수류탄이 터지거나, 크고 작은 테러가 발생해 단원들이 더 이상 파견되지 않는 지역이 되었다. 평화롭던 지역이 민족적 상흔 때문에 더 이상 갈 수 없는 곳이 되어 안타깝다.

집으로 가지 못한 채 수도 유숙소에서 상황이 풀릴 때까지 머물렀다. 출근도 안 하고, 수도에서만 파는 다양한 음식들도 먹으러 다니며 일주일가량은 행복하게 지냈다. 사태는 나아질 기미가 없었고 두 달이 흘렀다. 쉬는 것도 하루 이틀이지, 소요사태로 수도마저도 인터넷이 먹통이라 할 일 없이 누워 지내는 건 고통에 가까울 지경이었다.

이대로 영영 못 가나 보다, 포기하던 순간, 극적으로 소강상태가 되어 마지막으로 못 가져온 짐 정리와 기관에 인사할 시간이 생겼다. 아침에 출발해 해가 지기 전 복귀하는 일정이었다. 비행기가 착륙하고 파견지에 발붙일 시간은 8시간뿐이었다. 그 시간 안에 짐도 싸고, 기관 동료, 이웃들에게 작별 인사도 해야 했다. 언제 다시 올 줄 모르기에 말이다.

도착하자마자 눈 앞에 펼쳐진 풍경은 물바다가 된 집이었다. 휴가 간 사이, 화장실 변기관이 터진 것이다. 안방의 화장실에서 거실까지 물로 가득했다. 옆집인 주인집으로 달려가 상황을 알렸다. 두 달 동안 콸콸 나온 물이 벽지며 옷장이며 곰팡이를 만들었고, 짐들도 물에 젖어 쓸 수 없는 상태가 되었다. 눈물이 홍수처럼 차올랐다. 그래도 시간이 없으니 대충 짐 정리를 한 뒤, 직원들이 있는 곳을 향해 달렸다. 동료와 홈스테이 가족들을 생각하며 한국에서 사 온 기념품을 전달했다. 그러자 한 동료는 내가 오면 주려고 했다며 전통 옷을 선물하는 게 아닌가. 다른 동료도 손녀 옷을 사 온 나에게 한국에 있는 가족들이랑 나눠 먹으라며 현지 전통 음식 재료들을 한 박스씩 싸서 주었다. 받기만 하는 데 익숙한 환경에서 내 선물에 더 큰 선물로 갚으려는 사람들이 고마웠다. 그 고마운 마음에 복받쳐 참고 참던 눈물이

범람한 강물처럼 펑펑 쏟아졌다. 엉엉 울고 나니 비행기 시간이 다가왔다. 기약 없는 이별을 고하고, 수도행 비행기에 다시 몸을 실었다.

유숙소에 도착하니 어느덧 해는 지고 저녁 시간이 되었다. 다음날 출국하는 동기 단원의 송별회도 겸하여 단원들끼리 한식당에 가기로 했다. 정전된 밤길을 걷던 중, 듣도보도 못한 뺑소니 사고를 당한다.

그날은 에티오피아 달력으로 새해를 기념하는 날이었다. 새해엔 마을마다 소를 잡는 행사를 연다. 그중 트럭에 실려 어느 마을로 이송 중이던 한 마리 소가 자기 친구와 가족이 도살당하는 것을 보고 탈출을 감행한 것이다. 탈출한 흰 소는 자신의 목숨을 위해 내달렸다. 어둠 속에서 질주하던 그는 사람들에게 난 화를 누구에게라도 풀고 싶었나 보다. 처음 봤을 땐 직선코스로 내 옆을 스치나 했는데 갑자기 방향을 틀어 돌격했다. 운동신경이 없던 나는 등을 돌리던 순간, 완전히 피하지 못한 채, 왼쪽 엉덩이를 들이받혔다. 커다란 뿔이 달린 소였으니 엉덩이가 관통될 수도 있었지만, 한쪽 뿔이 잘린 소라 뿔의 빗면에 부딪혔다.

5cm 공중 부양을 한 뒤, 진흙밭에 떨어지며 상황이 종료됐다. 그만하길 다행이었다는 소리가 절로 나올 정도로 엉덩이에 타박상만 입히고 뺑소니 소는 도망갔다. 다행히 골절 등 중상으로

이어지지 않았다. 다른 사람들의 부축을 받아 유숙소로 돌아왔다.
거실에 혼자 앉아있던 한 남자 단원이 물었다.

"무슨 일이에요?"

"아, 하하. 소에 받쳤어요."

아픈 건 견딜만했는데 황당함에 실소가 나왔다. 자초지종을
듣고는 별 이상한 일을 당하는 사람이 다 있네, 라고, 생각했단다.
그 남자 단원이 말하길, 소뿔에 받힌 내가 에티오피아에서 본 가장
기묘한 사건의 주인공이라 했다.

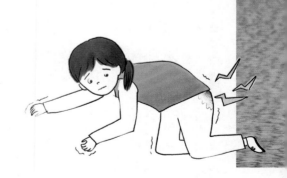

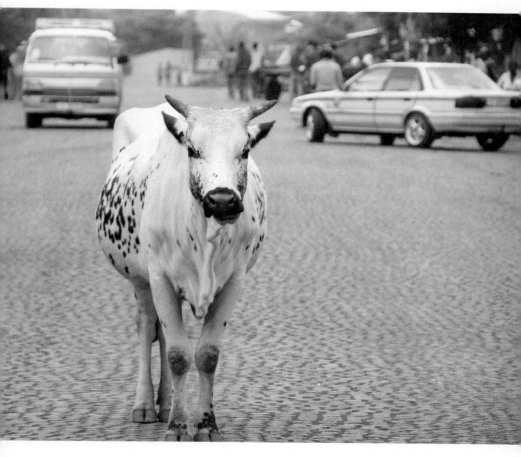

인상착의가 비슷한 소

우유는 얼마나 중요한가

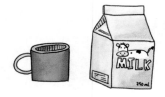

　영원히 못 갈 줄 알았던 파견지의 소요 사태가 풀리면서 코이카 본부의 결정으로 복귀했다. 가게와 상점들이 문을 열기 시작하면서 단원들의 출근도 가능해졌다. 복귀하면서 자연스레 부서를 옮기게 돼 지역사회 방문간호팀으로 들어갔다. 오전에는 같이 코워커(co-worker)와 집집마다 방문간호를 했다. 때마침 수도에 있으면서 사무소에서 챙겨준 기념품 칫솔이 많이 있어서 주민 대상 양치교육을 시행했다. 학교처럼 빔프로젝터를 켤만한 여건이 안 돼, 종이에 손 그림을 그려 교육자료를 만들었다. 코워커가 주민들을 모으면 그 자리가 교육 장소였다.

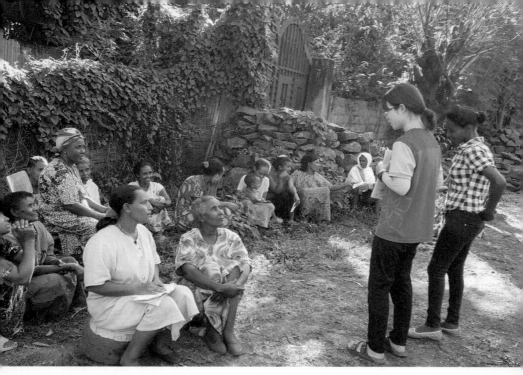

집 앞에서 열리는 보건교육

지역사회 보건교육이 재밌어질 무렵, 더 큰 활동을 할 기회가
왔다. 신규단원들이 온 것이다. 한 명은 임상병리 단원이었고
나와 같은 기관이었다. 다른 한 명은 유아교육 단원이었는데 이전
단원들과 달리 학교가 아닌 교육국으로 파견되었다. 이들도 파견
초의 나처럼 무슨 일을 해야 할지 감이 안 잡힌다는 애로사항이
있었다. 언어가 서투르기 때문에 초반엔 기관에서 딱히 할 일을

주지 않는다. 어떤 활동을 함께 해 볼까, 고민하다 나온 것이 신체검사였다. 이전에 사두었던 활동 물품 중 신체검사 물품이 기관에 나눠주고도 남아있었기에 가능했다.

에티오피아는 공립학교에서 실시하는 신체검사가 따로 없다. 영유아기 발달이 미달하면 보건소에 가서 '치료'를 받지, '예방' 차원에서 자기 신체 수치를 확인하진 않는다. 성인이 취업과 운전면허 취득을 위해 받는 신체검사가 다인 곳에서 어쩌면 특별한 추억이 될 수도 있겠다는 생각으로 계획했다.

교육국에서 추천해 준 학교 중 10곳의 병설 유치원을 선정했다. 유치원마다 선생님들의 역량이 달랐기 때문에 통제가 안 된 아이들과 씨름하기도, 완벽한 통솔력에 감탄을 연발하기도 했다. 아이들의 키/몸무게는 WHO Z-score에 대입해 발달 수준을 확인했다.

전반적으로 평균 이하였다. 그중 두 학교는 NGO의 지원을 받아 학교에서 염소를 기르던 곳이 있었다. 염소를 통해 얻은 우유는 유치원 아이들에게 제공되었는데 다른 유치원에 비해 성장 발달이 평균 이상인 비율이 높았다. 통계를 배웠더라면, 연구를 할 수 있더라면, 하는 배움의 욕망이 싹텄다. 내가 조사한 데이터를 객관적으로 검증할 수 있다면 우유 급식을 증진하는 프로그램을

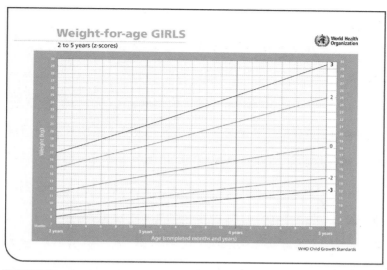

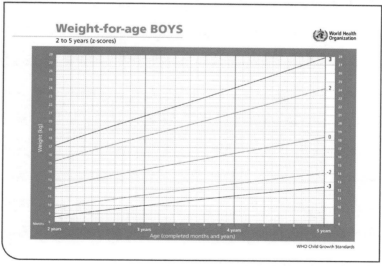

2 ~ 5살의 몸무게 WHO Z-score 기준표

만들 수도 있었다. 우유가 얼마나 중요한지 알고 싶은 호기심은 보건학을 공부하게 된 계기가 되었다.

우리 선에서 또 해줄 게 없을까? 그렇다고 당장 비타민, 빵, 우유를 사서 보급한다는 건 현실성이 없었다. 곰곰이 생각하다 먹는 게 부실하다면 왜 부실할까? 우유가 차이를 주었다면 영양이 단서가 아닐까? 부모들이 골고루 영양소를 줘야 하는 걸 인지하지 못하는 건 아닐까?, 하는 생각이 꼬리에 꼬리를 물었다. 답을 찾기 위해 부족한 영어 실력으로 구글링을 통해 어떤 접근이 필요한지 찾아보았다.

예상대로 부모님들은 영양소에 대한 기초를 잘 모르고 있었다. 주식인 인제라[6]는 곡물 음식을 가지고 고춧가루를 빻은 소스나 가루를 묻혀 먹이는 게 대부분 가정집에서의 식사였다. 우리로 치면, 쌀밥에 고추장만 비벼 주는 셈이다. 김치도 먹고 단백질인 두부, 콩, 달걀 반찬도 먹여야 하는데 이런 필수 영양소를 골고루 섭취하기 어려웠다. 하지만 콩류 제품들로 단백질을 충분히 섭취할 수 있었다. 전문가들은 어떤 재료를 어떻게 조리해야 하는지 교육이 필요하다고 했다. '그래, 영양교육을 한 번 해보자.' 하지만 영양 전공자 없이 교육 자료를 만들자니 어려웠다.

....

6 에티오피아 주식으로 테프(Teff)라는 곡물로 발효시켜 만든 팬케이크 같은 음식이다.

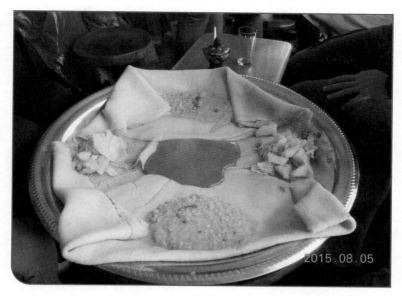

영양소가 골고루 있는 인제라 식사

우리나라처럼 5대 영양소를 표현한 시각 자료가 없어 하나하나 대입되는 식이를 만들어야 했는데 시작부터 막막했다.

그래서 타지역에 있던 영양 단원들에게 도움을 요청하여 교육 자료의 조언을 받았다. 자료를 다 만들고 보니 배경지식이 많은 사람이 직접 교육하는 게 나을 것 같아 협력 활동을 제안했다. 내 임지는 이미 안전 문제가 불거져 있던 지역이었기에 사무소에서 협력 활동을 허가하지 않을 거라 예상했다. 별 기대 없었는데

놀랍게도 허가를 해주어 차로 3시간, 비행기로 1시간 거리의
지방단원이 내 임지로 올 수 있었다. 초대한 단원 중 한 분은 자신의
현장 사업 일정과 맞물려서 참석하지 못하게 되었고, 결국 한
분만이 참석하게 되었다. 그 단원은 내가 소에 치일 때 처음 봤던
남자 단원이었다. 신규 단원들과는 남부
소요 사태[7]로 수도 유숙소에서 함께
시간을 보냈기에 나름대로 친분이 있는
사이였다.

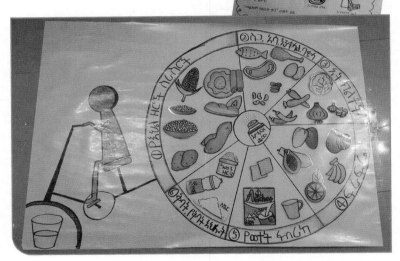

현지화된 필수 다섯 가지 식품군 교육 자료

- - - - - - - - - - - - - - - - - - - -
7 북부 소요사태 종료 후 남부 소요사태가 발발해서 내가 임지로 복귀했을 무렵, 남부 지역 단원들이 연달아 수도로 대피를 했었다.

일주일간의 학부모 대상 영양교육은 수월하게 끝이 났다. 학부모들은 아이들에게 골고루 영양을 공급할 거란 다짐을 했고, 선생님들은 아이들의 발육상태를 점검하는 중요성을 깨달았다고 전했다. 우리도 현지 음식을 통한 영양 교육을 하며 한층 폭넓은 활동을 할 수 있어 기뻤다. 가장 뿌듯해 한 사람은 초빙된 영양 단원이었다.

1년짜리 보건교육 프로그램으로 왔고, 같은 팀원으로 온 단원이 건강상 이유로 중도귀국을 해서 혼자가 된 상태였다. 그의 기관은 보건소였고 나처럼 자발적으로 보건교육을 만들어서 활동하려 했으나 상황이 따라주지 않았다고 했다. 남부 지역은 공용어보다 토착어를 쓰기에 일반 주민 대상으로 교육하려면 현지 직원의 도움이 필수였다. 동료 직원에게 도와달라고 했다가 큰 액수의 돈을 요구해서 바로 포기했다고 한다. 활동의 성과는 노력의 문제가 아니라 개개인에 따른 상황과 운도 따라줘야 했다.

사소한 호기심이 생긴다는 건 관심의 증거라고 생각한다. 우유가 얼마나 중요한지, 알고 싶어한 생각은 내가 인생에서 해결하고 싶은 주요 관심사로 떠오르며 새로운 길로 인도했다.

프로먹방러와 집밥백선생

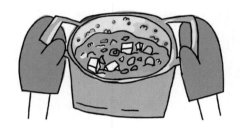

나의 임지는 에티오피아 수도에서 비행기로 1시간 떨어진 곳이라 한국 음식은커녕 중국 식당 하나 없는 곳이었다. 어쩔 수 없이 늘 현지 음식을 먹을 수밖에 없었다. 에티오피아 음식의 첫인상은 무척이나 강렬했고, 특히 그 시큼함은 지금도 잊을 수가 없다. 외국인이 우리네 시골 장독대 안의 된장을 퍼먹는다면 이런 기분일까.

내 취향에는 맞지 않았지만 방문 간호를 한 덕분에 인심 좋은 현지 주민들로부터 오전에만 네댓 번씩 현지 음식인 인제라와 커피를 대접받곤 했다. 마음만 받겠다고 거절할 때면 "그런 건 없어, 마음을 받고 싶으면 먹는 것도 받아야지." 하시며 내 거절을 거절했고, 위장은 번번이 주인을 원망했다.

　시간이 지날수록 처음보단 현지 음식에 적응했지만, 그 어떤 별미도 한식을 이길 수는 없었다. 요리에 흥미도 소질도 없었던 나는 현지어에 익숙한 선배 단원으로서 물건 구매나 활동에 필요한 소소한 일들을 도와주고 요리 솜씨가 좋은 후배 단원들의 한식을 얻어먹곤 했다. 일종의 품앗이였는데, 사람들은 복스럽게 먹는 내 모습에 요리한 보람이 있다며 맛있는 요리를 해주었다.

　봉사단원 활동 중에는 같이 밥 먹는 지역 단원들도 있고, 친한 동료들도 있었다. 그러나 현지에 있으면 외로움은 친구처럼 따라붙는다. 그 탓에 쉽게 이성을 만나서 사랑을 하는 사람들도 종종 있었다. 연애란 게 항상 좋은 게 아니다 보니 아픔으로 인해 심적 고통을 호소하기도 한다. 나는 활동 중 시련의 아픔도 겪었기에 굳이 이성 관계까지 끌어들이면서 힘들어지고 싶지 않았다. 그런데도 한국에 있는 친구들은 한 번씩 해외 여행하다 꼭 연인이 되더라, 는 이야기를 가져와서 너는 없냐고 묻곤 했다. 없다, 대답하는 것도 허탈할 정도로 아무것도 없었다.

　"외국 나갔다가 눈 맞아서 돌아오는 거 판타지야, 판타지."

　그랬던 내가 현지에서 호감 가는 사람이 생겼다. 인생은 정말 한 치 앞을 알 수가 없다. 우리가 처음 만난 건 인상 깊은 뺑소니 사고

때였다. 밥 먹으러 나간다더니 몇 분 뒤 다리를 절뚝이며 들어와 소에 치였다고 말한 그때 말이다.

시간이 흘러 협력 활동으로 다시 만난 우리는 수도에서 같이 비행기를 타고 내 임지로 왔다. 어쩌다 보니 일정상, 내가 수도에서 임지로 복귀하는 날과 협력 활동으로 그 단원이 오기로 한 날이 겹쳤다. 얼굴과 이름만 아는 단원 둘이 수도에서부터 비행기를 타고 쭉 같이 왔다. 말할 사람이 둘밖에 없기도 하고, 비행기에서 휴대전화도 안 되니 이런저런 얘기 하면서 왔다. 제법 대화가 끊기지 않고 잘 통하는 느낌이었다.

타지에서 온 사람들을 늘 데려가는 맛집이 있었다. 수제버거집 이었고, 속 내용이 두툼해서 절대 얌전히 먹을 수 없는 음식이었다. 언제나처럼 굶주린 배를 채우며 '먹방'을 찍듯 신나게 먹었다. 그때부터 그 단원의 눈에 나는 호감으로 덧씌워진 이성이 되었다. 사람들이 잘 먹는다, 복스럽게 먹는다고 하더니 그 포인트로 한 남자의 마음을 휘어잡았다.

끼니마다 모든 음식을 잘 먹어 치우는 모습이 만족스러웠는지, 그는 만날 때마다 먹고 싶은 음식 목록을 물었고, 8첩 반상에 가까운 요리를 해줬다. 엄마가 해준 음식이 사무치게 그리웠던 때라 그 단원이 해준 감자탕에서 고향의 맛을 느꼈을 땐 내 마음도

푹푹 익어갔다. 동시에 활동할 때 묵묵히 도와주고, 챙겨줘서 주변에서 "걔가 너 좋아하는 것 같아." 소리를 듣게 했다. 인제라만 먹던 삶이 아니었다면 집밥을 해주는 남자가 뭐 그리 대단했을까. 아마도 요리 좀 잘하고 자상하네, 정도로 생각했겠지.

상호 간에 마음이 싹터 이런저런 구실을 만들며 귀국 전까지 장거리치곤 자주 만나게 됐다. 출국일이 나보다 빠른 그 단원은 자기 물건을 하나둘 쥐여주며 한국에서 달라고 했다. 나중에 알고 보니 혼자만의 짝사랑인 줄만 알았고, 귀국해서도 사는 곳이 달라 만나기 어려워, 여러 장치를 설치한 것이라고 했다.

프로먹방러와 집밥백선생은 귀국한 뒤, 얼마 안 되어 연인이 되었고, 결혼에 골인했다. 내 먹방이 아니었더라면, 그의 화려한 요리 실력이 아니었다면, 아침마다 내 볼에 뽀뽀해주는 딸을 만나지 못 할 뻔했다.

자신만의 독특한 장기가 언제 어디서 희한한 보물이 되어 돌아올지 모르는 일이다.

Q & A 해외 봉사와 그 이후

Q   왜 코이카 봉사단원은 돈을 받으며 '봉사'하죠?

코이카는 한국에서 발생하는 모든 대외 무상원조를 수행하고 있어요. A
외교부 산하의 준정부기관인데요. 이 기관이 왜 있냐면, OECD의
공여국인 DAC 협의회에 속한 나라가 한국이고, 전체 GDP 대비 일정
비율을 국제사회에 공헌해야 해요.

쉽게 말해, 잘 사는 만큼 국제사회에 이바지해야 한다는 말이죠.
이를 ODA(공적개발원조)라고 일컬어요. 흔히 알고 있는 아프리카에
학교를 지어주거나 도로를 세우거나 하는 무상원조 사업의 예산인데요.
여기엔 무형의 지적 재산도 포함돼요. 그중 하나가 코이카 봉사단원인
거죠. 코이카 봉사단원은 정부에서 출범한 월드프렌즈코리아라는 각

부처별 봉사단원 프로그램을 통합한 '브랜드'에서 교육받고 파견되어요. 말고도 개발 협력 국내 NGO에서 코이카의 예산을 받아 파견하는 봉사단원도 있어요. 저처럼 코이카 사무소에서 직접 관리하진 않고, NGO 내부에서 관리받아요. 그래도 코이카 본부의 복무규정을 따르는 건 동일해요.

Q 이런 성격의 봉사단원은 우리나라만 있나요?

A 미국과 일본 등 선진국들은 피스콥(Peace Corps), 자이카(JICA)라는 이름으로 역사가 더 오래됐죠. 우리나라는 1989년부터 국가 소득이 올라가며 동남아 4개국 파견으로 시작했어요. 유럽이랑 호주도 나라별로 국가에서 운영하는 봉사단원 이름이 따로 있어요. 제 경우엔 우리 지역에서 친하게 지냈던 사람들이 일본의 자이카 단원들이었어요. 아마 지역마다 친하게 지내는 국가의 단원들이 각자 다를 수 있을 거예요.

동종업계 사람들을 만나면 연봉이나 복지를 얼추 알듯이 봉사단원끼리도 그런 게 있어요. 재밌는 건 미국의 피스콥이 주거비와 생활비가 가장 낮고, 코이카 단원이 제일 많이 받아요. 우스갯소리로, "자이카 단원들하고 밥 먹으면 더치페이로 내고, 음료는 코이카 단원이 낸다. 하지만 피스콥 단원들하고 밥 먹으면 코이카 단원이 사주고, 택시비도 줘야 한다."고 했죠.

그래선지 오다가다 피스콥 단원들 만나면 마치 한국에서 아프리카 간 저를 보는 지인들처럼 저도 그들을 우러러보았던 기억이 있네요^^

Q 코이카 봉사단원은 왜 단신 부임이죠? 혼자 있으면 더 위험하지 않나요?

A 나라나 지역별 사정에 따라 공동 거주를 할 수도 있지만, 원칙은 1단원 1가구예요. 왜냐하면 귀국 시점이 각자 다르므로 같이 지내다가 혼자 남게 되면 정신건강 문제도 생기고, 여러 명의 외국인이 같이 살면 눈에 띄어서 치안 문제가 발생하기 때문이에요.

Q 기관 안에서 겪은 일 말고도 현지에서 어려운 점은 뭐였나요?

A 제가 살던 지역은 아시아인에 대한 놀림과 시비가 잦은 곳이었어요. 길 가다 생 주먹으로 맞은 적도 있고요. 소매치기나 성희롱은 일상이고 현지 아이들은 장난으로 돌을 던진다거나 '칭챙총' 하면서 놀렸고요. 바가지도 기본 옵션이었죠. 그러다 보니 출근이나 먹거리 사러 가는 의무적인 외출 빼고는 밖엘 잘 안 나가게 돼요. 그래서 더 외로워져요. 정전이랑 단수는 하루걸러 두세 번씩 되고, 국가 행사나 소요 사태가 발생하면 2~3일간 인터넷이 끊겼어요. 언제 어떤 일이 있을지 몰라서 배터리는 가득 충전해 놓고 살았어요.

환경에서 오는 불편함은 벼룩이랑 빈대가 제일 괴로웠어요. 다른 단원들도 비슷했는데 대체로 물리면 말벌에 쏘인 듯이 크게 붓고

극심한 가려움에 시달렸어요. 제가 살던 집은 빈대가 심했는데 결국 침대 매트리스를 버리고 시장에서 싸구려 스펀지 사서 바닥에 깔고 잤어요. 쥐랑 들개랑 음식 훔쳐 가는 원숭이도 있었네요. 한국에선 깨끗한 인프라로 문제가 되지 않던 것들이 문제로 다가오는 어려움이 있어요. 힘든 만큼 내일 일이 어찌 될지 모르니 하루를 소중히 여기는 마음가짐을 탑재하고 돌아온 게 큰 유산이에요.

Q 현지에서 어려움을 겪을 때 어떻게 해결했어요?

A 해결은 못 했어요. 스트레스 해소를 건강하게 잘하는 것도 능력이더라고요. 때때로 술에 의존도 하고, 수도 가서 플렉스도 했어요. 건강한 단원들은 운동하거나 영화 감상, 독서, 공부 등으로 긴 시간과 외로움을 잘 이겨냈어요. 결국, 저는 스트레스 관리에 실패했고, 봉사단원이 저래도 돼?, 할 정도로 싸움꾼이 되었죠.

Q 해외 봉사 후에 자기 계발이나 경력 계획은 어떻게 세우나요?

A 해가 지면 나갈 데가 없으므로 자격증 시험이나 영어 시험공부 해 두면 좋아요. 저는 활동하면서 궁금한 자료를 영어 원문으로 찾아보는 시간으로 보냈어요. 덕분에 보건 분야 어휘력 향상에 도움이 됐어요. 기관장과 사이가 좋다면 추천서도 받아두고 관계를 잘해두세요. 한 사례로 한국인 교수님은 남부에서 비전임 교원으로 계시다가 북부

지역에 사는 학생이 자기 학교에 알선해 줘서 기존 전공으로 강의를 잡으며 이직하기도 했어요. 스치며 지나가는 사람 중 별거 아닌 사람은 없는 것 같아요.

그 외에 대학원에 가는 사례가 가장 많고요. 간호사가 병원 근무를 다시 하듯이 기존에 하던 직무로 취직하거나 재입사하는 분들도 꽤 있었어요. 그리고 해외 거주에 대한 두려움이 줄어들어서 유학, 이민 등 다른 환경으로 도전을 많이들 하시는 것 같아요.

Q 간호 단원들은 귀국해서 임상(병원)으로 다시 가시나요?

A 제가 아는 간호사분들은 90%가 임상으로 돌아갔어요. 대신, 휴가마다 단기 해외 봉사도 가고, 임상에 잠깐 있다가 탈임상도 했다가 다시 임상에 가기도 해요. 전에는 임상 아니면 탈임상, 이렇게 생각했다면 귀국 후엔 유연하게 근무하는 편인 것 같아요. 저도 귀국하자마자 개인 의원에서 주사실 알바를 했어요.

국제개발 기구나 NGO로 직무를 바꾸기도 하지만 제일 많은 사례는 대학원 입학이에요. 학위가 있으면 지원할 수 있는 일자리의 종류가 넓어져서 그런 것 같아요. 코이카(KOICA)나 코피(KOFIH) 같은 국제개발협력 정부 출연기관에 정식 입사 준비해서 들어가기도 하고요.

Chapter 3

모두 제 자리

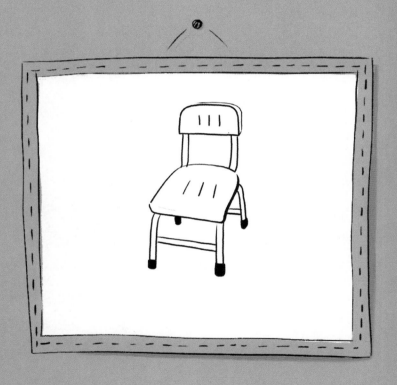

우리 인생은 B와 D 사이의 C

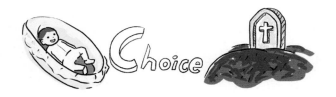

    초반의 시련을 이겨내고 성공적인 봉사활동을 이룰 줄 알았다. 그러나 현실은 항상 내 바람대로 흘러가지 않았다. 사소한 가격 바가지 문제로 흥분을 가라앉히지 못하며 현지인과 과격하게 싸웠고, 이 과정이 사무소에 알려지면서 중도 귀국으로 마무리했다. 이미 한 번의 경고를 받은 상황이니 더 이상 말썽부리지 말고 집에 가라는 결정이었다. 병원 경력은 1년이었고, 국제무대로의 진출을 꿈꾸며 떠난 해외 봉사였지만, '봉사자'답지 못한 마무리로 종결되었다. 모든 선택과 행동은 내 자신이었기 때문에 반성은 하되 후회는 하지 않았다. 그래도 아쉬움은 남았고, 앞으로 뭘 하며 먹고 살아야 할지 막막했다.

귀국해 사람들을 만나며 흥청망청한 시간을 보냈다. 코이카에서 준 [귀국 후 정착금]을 모두 사용하게 되자, 조금씩 취업 압박이 다가오기 시작했다. 돈이나 벌면서 자아를 찾자는 생각에 작은 규모의 종합병원에 곧장 입사했다. 정형외과 전문 병원이라 중증도가 낮고 병동 분위기도 괜찮았는데 해외 봉사로 찾았던 적성이 첫 출근부터 떠올랐다. 비교군이 생긴 것이다. 임상에서의 업무와 해외 봉사를 통해 배운 업무는 달랐다. 그리고 처음 경험한 직무보다 두 번째 경험한 직무를 마음에 들어 하는구나, 온몸으로 느꼈다.

'아, 이래서 꿈을 찾아 떠나는구나.'

이틀 만에 유니폼을 반납하고 나왔다. 병원을 나와서 간 곳은 컴퓨터 학원이었다. 인생 첫 스펙이라는 것을 돈 내고 만들어 보기 위함이었다. 대개 간호학과 졸업생들은 다른 과 대학생들보다 스펙이 없다. 간호사 면허증 하나로 취업이 해결되니까 기타 자격증은 만들 생각도 안 한다. 쉬운 것 먼저 하고 영어 학원 등록해서 토익 점수 만든 다음 적성에 맞는 직무를 찾겠다는 계획이었다.

오전에 컴퓨터 학원 다니면서 오후엔 주사실 알바를 했다. 사람인에 이력서를 등록하고 계속해서 지원했다. 신중하게 고르고 골라 지원하니 한 군데도 연락이 안 왔다. 이래서는 도살장

끌려가듯 병원에 다시 가는 모습이 그려졌다. 쉽고 빠르게 취업할 수 있는 분야를 생각하다 '연구간호사'라는 키워드로 좁혀졌다. 당시 내가 지원할 수 있던 다른 직무들은 판매/영업직에 가까웠다. 그보다는 해외 봉사 때처럼 파고들어 공부하는 직무를 원했기 때문에 연구간호사로 결정했다. 덤으로 눈을 낮추면 초보자도 진입하기에 장벽이 낮았다.

연구 간호사 역할은 간호사만 하는 건 아니다. 이름에 간호사가 있지만, 정식 명칭은 연구 코디네이터(CRC; clinical research coordinator)다. 연구 과정에서는 대상자의 검체 채취와 설문 작성 안내, 데이터 정리 및 경리 업무 등 다양한 역할이 필요한데, 이는 연구팀이나 교수님에 따라 다르다.

내 생각에 이러한 업무가 재미있고 잘 할 수 있을 거로 보였다. 전보다 지원 개수를 늘리니 서류통과는 됐다. 다만, 원하는 경력이나 전공이 아니라는 이유로 계속 탈락했다. 그러던 중 한 헤드헌터로부터 제약회사 계약직 제안이 와서 양식에 맞춰 새 이력서를 제출했다. 연락을 기다리다 다른 한 곳에서도 연락이 왔다. 면접이 바로 가능하냐고 물어서 개인 소속 연구겠구나, 별 기대 없이 갔다.

건물은 병원 안이 아닌 연구소가 있는 건물이었다. 그렇다고 실험실이 있는 외부인 출입 금지 건물이 아닌, 컴퓨터가 놓인 책상이 즐비한 곳이었다. 여러 명이 함께 쓰는 사무실이 있는 층에 도착하여 회의실로 보이는 장소에서 면접을 봤다. 연구책임자 선생님은 의사 선생님이 아닌 것 같았다. 나는 그제야 내가 뭐에 지원했지, 머리를 굴렸지만, 도무지 기억나지 않았다. 평범한 임상시험 연구간호사가 아니었다는 건 알았다.

면접은 편안한 분위기로 직무 사항과 나의 역량이 일치하는지 물어봤다. 대상자 면담과 채혈이 가능한 보건의료 직종의 면허가 있어야 했고, 논문 작업까지 원하는 자리였다. 필요한 역량을 하나하나 말해줬는데 해외 봉사를 하면서 해본 업무들이었다. 문서작성을 할 줄 아는지, 영어로 메일을 쓸 수 있는지, 채혈도 할 수 있는지, 연구비 행정 업무도 가능한지, 질문받았다. 어떤 이유로 관련 경험이 있고, 어느 수준으로 할 수 있는지 대답했다. 이미 단원 활동을 하면서 다 했던 것이라 막힘없이 대답했다. 게다가 당시 하던 주사실 알바로 채혈도 어렵지 않다고 했다. 추가로 봉사단원 때 활동 지원 물품비 영수증 처리하면서 예산 행정에 대한 감이 전혀 없는 것은 아니라는 이야기도 덧붙였다. 선생님은 그 자리에서 언제부터 일할 수 있냐고 물어보았다.

'아, 아직 제약회사에서 연락이 안 왔는데…'

일단 알바를 하니 다음 달부터 출근하기로 약속하고 돌아갔다. 그날, 연구책임자 선생님은 2달 동안 공석이던 자리에 드디어 사람을 뽑게 되었다고 과장님께 행복한 보고를 했다고 한다. 일주일 안에 연락을 준다던 헤드헌터는 연락이 없었고, 자연스레 합격한 기관으로 출근했다.

집에서 한 시간 내로 통근이 가능하다는 점과 면접 때 선생님이 좋으신 분 같다는 점, 4대 보험이 가능한 점 때문에 제약회사의 연락을 기다리지 않고 입사했다. 좀 지나고 나서 보니 기관 안에서도 내가 있던 부서가 정말 좋은 분위기였고, 과에 따라 분위기가 별로이고, 야근이 일쑤인 곳도 있었다. 일하는 사람들은 좋았지만 월급은 3교대 때에 비하면 줄었다. 격차가 크진 않았다. 30만 원 정도로 줄었는데 첫 입사 회사가 공공병원이라 평달 급여가 낮았던 덕분이었다.

기다리던 제약회사는 결국 채용하지 않겠다는 답변으로 마무리됐다. 그래, 여기서 경력 쌓아야지, 하며 발을 들인 곳은 환경 보건 연구를 하는 곳이었다. 우연인 듯 운명처럼 보건학의 길로 들어섰다. 제약회사 쪽으로 갔다면 돈은 더 많이 벌었을 테지만 하고 싶던 연구는 못 했을 거다.

첫 출근하는 날이 되었다. 사무실로 출근하는 일반 회사원으로 전철을 타 보니 사람들이 정말 많았다. 지옥철이 왜 지옥철인지

실감했다. 전철을 타고, 버스로 갈아타서 도착한 사무실에 가니 내 자리가 마련되어 있었다. 의자와 책상과 컴퓨터라니, 심지어 내가 온다고 필요한 사무용품 몇 가지를 새로 사서 놔두셨다. 그것만 봐도 벅찬 행복이 차올랐다.

'미생(회사 드라마)에서 보던 그 사무실이야!'

으리으리한 사내 시설은 바라지도 않았다. 책상과 의자가 있는 내 자리, 컴퓨터와 사무용품만이라도 행복했다. 병원에선 경험할 수 없는 점심 메뉴 고민을 했다. 시간이 되면 우르르 식당으로 가는 풍경도 이색적이었다. 아무 때나 화장실을 가도 상관없었다. 물도 마시고 싶으면 떠다 마시고, 탕비실에 가서 차도 타 마실 수 있었다. 명찰도 나오고 명함도 신청했다. 사내 전산시스템도 익히고, 연구책임자 선생님이 앞으로 해야 할 일들을 브리핑해 주면서 점심시간을 이용해 부서 회식을 했다. 누구에겐 평범한 일상이 내겐 드라마 주인공의 하루로 보였다.

내가 맡은 연구는 임신부 대상 환경역학 연구로 신생물질 중 의료 취약계층을 대상으로 연구 결과가 미비한 물질의 유해성을 밝히는 연구였다. 임상 연구간호사와 공통점이 있다면 하나의 연구를 맡아 관리하는 것이었고, 다른 점이 있다면 연구 성과인 논문까지 작성하는 게 최종 목표였다. 1년의 연구 기간이 끝난 후 내 손으로 만든 2편의 논문이 탄생했다.[1]

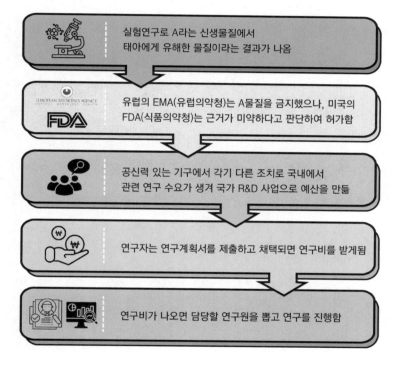

실험연구로 A라는 신생물질에서 태아에게 유해한 물질이라는 결과가 나옴

유럽의 EMA(유럽의약청)는 A물질을 금지했으나, 미국의 FDA(식품의약청)는 근거가 미약하다고 판단하여 허가함

공신력 있는 기구에서 각기 다른 조치로 국내에서 관련 연구 수요가 생겨 국가 R&D 사업으로 예산을 만듦

연구자는 연구계획서를 제출하고 채택되면 연구비를 받게됨

연구비가 나오면 담당할 연구원을 뽑고 연구를 진행함

[연구 개시 전 과정]

1 ① Chemosphere. 2020 Feb;240:124918. ② Int J Environ Res Public Health. 2021 Mar 15;18(6):3012.

입사한 시기는 연구가 착수된 지 3개월 차였다. 두 달 동안 담당 연구원을 채용하지 못했다는 의미였다. 기간은 총 3년이었고, 1년 차에는 대상자 모집, 2년 차에는 첫 번째 논문, 3년 차에는 두 번째 논문과 함께 후속 연구를 계획하는 게 목표였다. 목표 달성을 위해 내가 해야 하는 일은 연구비 행정과 대상자 모집과 관리, 보고서와 논문 쓰기였다.

단순 행정 업무만 하는 게 아니라 궁극적 목표인 결과물(논문 발표)을 내야 했기에 관련 지식이 전혀 없는 나는 연구비로 통계학 수업을 들으러 가기도 하고, 학회에서 관련 연구를 조사하기도 했다. 그리고 연구책임자 선생님은 일주일에 3편씩 관련 논문 리뷰를 하는 자체 세미나를 열었다. 공부가 더 필요한 부분은 부서 내 선생님들과 일주일에 1~2회 대학원에서 사용하는 교과서로 공부했다. 특정 강사가 오는 게 아니라 돌아가며 분담한 부분을 읽고 발표하는 식의 공부 모임이었다.

봉사단원일 때 하던 일과 거의 흡사했다. 활동 계획이 생기면 그것에 맞게 예산을 짜서 본부에 필요한 물품을 요청하고 비용처리를 영수증 붙여서 올린 다음 집행한다. 집행되는 활동은 보건 교육이나 보건소 내 물품 구비 등이었다. 차이점은 통계 분석하고 논문을 쓰는 일이었다. 아프리카에서 궁금했던 '우유가 얼마나 중요한지'라는 질문의 답을 찾을 수 있게 된 것이다. 운이 좋았다. 봉사단원을 하며 찾은 적성의 직업을 큰 노력 없이 바로 가질 수 있었으니 말이다. 10년 이상 오래오래 근무하고 싶었다.

내가 했던 선택, 잘못된 것이었더라도 그것은 결국 나를 새로운 길로 이끌었다. 옳지 못한 선택이든, 올바른 선택이든, 모두가 내 삶의 일부다. 불행하다고 느껴진 순간조차도, 그것을 불행으로 남길지 아니면 행복으로 전환할지는 내가 결정하는 것이다.

Q & A 연구간호사

Q 연구간호사는 간호사만 하는 건가요?

아뇨, 그렇지 않아요. 간호사가 많이 진출한 임상시험 업계 직무가 CRC(임상시험 코디네이터)와 CRA(임상시험 모니터 요원)라서 통칭하여 연구간호사라고 부르지만 '간호사'의 고유한 직역이 아니에요. 약물개발과 관련된 생명/바이오/의약학/보건 계열의 전공자이면서 병원이나 보건소 등 환자를 접하거나 실험실에서 근무한 경험이 있으면 일할 수 있어요.

Q 연구간호사의 '연구'는 약물 시험을 말하는 건가요?

A 연구는 제약회사에서 약을 개발하고 팔기 위해서만 하는 건 아니에요. 병원에서 하는 연구의 다수가 약물 관련 연구이긴 하지만요. 코로나 때처럼 감염경로를 추적하고, 전염을 예방하는 역학연구도 연구 비중이 큰 분야예요. 전공과마다 의료 질 관리나 병원의 시스템을 개발하는 연구도 있고요. 이런 자리에도 간호사 출신의 연구원이 필요해요. 환자를 돌본 경력의 인사이트를 가진 사람들이 필요한 연구들이 있기 때문이에요. 저처럼 임신부 대상자를 모집할 때 산모와 신생아 간호를 해 본 사람은 지금 임신주수는 어떤 상태인지 파악이 빠르고, 연구 소개할 때 한마디라도 더 알려줄 수 있는 게 다르기 때문이죠.

Q 왜 제약회사 입사를 더 시도하지 않았나요?

A 제약회사 연구간호사 채용은 기본 스펙의 장벽이 높아 보였어요. 인서울 수준의 학력, 약사-간호학 순서의 전공 선호도, 높은 영어점수가 선호되는 분위기가 있어요. 물론, 절대적인 기준은 아니지만 제가 제약회사나 대기업 CRO에 입사하기 위해선 임상 연구 분야 경력을 쌓거나 영어점수를 만들어야 하는 시간이 필요했기 때문에 우선 일할 수 있는 곳에 들어가서 유관 경력을 쌓고 나서 도전하자고 생각했어요.

Q 왜 병원에서 채용하는 CRC의 취업이 제약회사보다 수월한가요?

A 병원이나 연구기관으로의 채용은 계약직으로 이뤄지기 때문이에요.
연봉테이블이 공공기관 규정에 따르기 때문에 페이도 회사보다
적고요. 전공과마다(내과, 외과, 암 전문 등) 4대 보험이 되냐, 안
되냐, 교수님 소속이냐, 아니냐에 따라 인센티브나 페이 수준이
천차만별이에요. 계약직이라 기타 복지도 정규직으로 입사하는
사기업보다 부족하기 때문에 병원 연구간호사 진입장벽이 비교적
낮은 편이에요. 대체로 한번 채용되면 오래 일해 주기를 원하지만
어디까지나 계약직이기에 불안정한 고용 상태는 어쩔수 없어요.

Q 어디에서 연구간호사 지원공고를 볼 수 있나요?

A 채용플랫폼에서 연구간호사 키워드를 치거나 각 병원 홈페이지의
채용 페이지, 하이브레인넷, 주요 포털 내 '제약산업', '신약개발'
키워드의 커뮤니티에서 찾아볼 수도 있어요. 다른 방법으로는 제약 전문
헤드헌터를 검색해서 이력서를 보내는 거예요. 신규더라도 한 번씩
매칭이 되는 자리가 뜨면 채용이 될 수 있어요.

병동 간호사 경력밖에 없는데 지원할 수 있나요?

연구경력이 없다고 해서 못 할 것은 없어요. 지원자의 조건이 뽑고자 하는 연구 목표와 맞는다면 채용될 수 있어요. 저는 사소한 업무라도 항목을 분류해서 경력 기술을 했어요. 자기소개서도 역량에 따른 주제별 질문으로 한 문단씩 끊어서 작성했어요. **A**

〈경력 기술서〉

- 언어 능력: 영어 기본 회화 급, 아프리카에서 약 2년 거주함
- 보고서 작성능력: 공공기관에 제출하는 활동 보고서를 반기별로 작성하여 제출함. 예산 내에서 물품 구매하고 영수증 처리 및 결과보고서 격월로 제출함
- 간호 술기: 기본 채혈할 수 있으며 IV(정맥주사) 가능함, 소아청소년과/산부인과 병동 경력 있음
- 사용할 수 있는 통계 프로그램: 학부생 때 SPSS로 통계분석하여 작성한 논문 발표한 적 있음

〈자기소개서〉

…배우고자 하는 의지가 많아서 궁금한 부분을 구글로 WHO의 논문, 간행물을 찾아 읽어봄.
…기존 보건 프로그램이 없었지만, 수요가 있어 자체적으로 보건교육을 기획하여 실시했음.
…인프라 구축이 없었기에 하나부터 열까지 필요한 모든 걸 만들었음. 예를 들어, 현지어 교육자료가 부족하여 동료들과 함께 번역해서 직접 만들고, 필요한 물품이 없으면 수도에 비행기 타고 가서 구매해 옴.

Q 임상시험 연구간호사와 보건 연구간호사의 업무 차이점은 뭔가요?

임상 쪽은 일정 부분 간호 업무에서 연계된 일이 많아요. 대상자를 관리하고 일정을 조정하는 등 모니터링 업무가 주된 업무예요. 보건 쪽 연구간호사는 기획 직무의 비중이 더 커요. 연구가 잘 진행되는지 모니터링도 하지만 대다수 시간은 관련 논문을 읽고 보고서를 쓰거나 논문을 쓰는 일이 많아요. 우리가 흔히 알고 있는 대학원생이라고 보면 될 것 같아요. 사회과학 전공의 대학원생이 연구실에 앉아서 컴퓨터로 데이터 분석하고 논문 쓰는 일이라고 생각하면 돼요.

Q 보건 연구간호사로 일하는 데 단점은 뭔가요?

일의 맺고 끊음이 확실하지 않은 게 단점일 수 있어요. 무슨 말이냐면, 병원에서 3교대를 하면 그 듀티(Duty: 근무시간) 안에 일어난 일들을 처리하고 인계하면 끝이잖아요. 어제 못한 일을 다음 주 데이에 출근해서 하진 않죠. 반면 연구간호사 일은 내가 입사해서 퇴사할 때까지 한 명의 환자를 계속 간호하는 기분인 거죠. 심지어 한 번씩 응급상황 같은 변수가 발생하기도 하고요. 일정이 안 맞으면 휴가 기간과 업무를 쳐내야 하는 기간이 겹칠 수도 있어요. A

그리고 누군가의 피드백이 필요한 스타일이면 적성에 안 맞을 수 있어요. 예를 들어 병원에서 처음 보는 약이나 장비가 들어오면 업체나 교육팀에서 트레이닝을 시켜주는데 연구는 그렇지 않아요. 어느 정도

가이드는 주겠지만 스스로 공부하고 알아내서 진행해야 해요. 정해진 틀이 없는 게 힘들어서 임상간호사로 다시 돌아가는 경우도 있어요.

마지막으로는 계약직이 많고, 안정적인 자리의 경쟁률이 높아서 대학원을 필수로 가야 하는 점도 있어요. 업무 강도가 임상간호사에 비해 높지 않아서 좋지만 그만큼 간호사로서 퇴보하는 느낌도 있기에 향후 커리어 플랜을 생각했을 때 고민이 되는 지점도 있어요. 제약회사나 연구기관 등 병원 아닌 곳으로 취업의 문이 열린다는 장점도 있으니, 자신의 성향과 인생 계획이 맞으면 좋아요.

평균 2.9의 종이

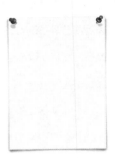

연구원 일을 하면서 대학원에 가야겠다는 생각이 들었다. 동료 연구원 선생님들은 다 대학원을 나왔더랬다. 여기에 오래 남아있던, 안정적인 정규직을 찾아 이직하고 싶던, 대학원 졸업장은 언젠가 꼭 필요한 자격이었다. 연구책임자 선생님이,

"빨리 박사 졸업장 받아서 연구비 따 와서 같이 연구해야죠."

하는 동기부여도 한몫했다. 연구를 계속하고 싶으면 대학원은 필수 불가결한 선택인 셈이다.

그러나 내 스펙은 불가능의 조건들뿐이었다. 지방 사립대 졸업, 졸업학점 2점대, 대학병원 근무 경력 없음, 1년짜리 병동 경력, 1년 몇 개월짜리 해외 봉사, 6개월 된 계약직 보건연구원. 연구와

영어를 '잘 할 것이라고' 기대되는 부분 빼고 남들 다 가진 번듯한 학점과 영어점수가 없었다. 4년 총점 평점이 2.9, 등수는 65명 중 55등이었다. 편입이라도 해서 바꾸지 않는 한, 영원히 바꿀 수 없었다. 인터넷 글을 봐도 학점이 2점대였는데 국내 유수의 대학원을 입학했다는 사람은 없었다. 그래도 하고 있던 보건 연구를 지속하려면 대학원이 필요했으니, 도전해 보는 수밖에 없었다.

'학점 2.9로 보건 연구하는 연구간호사도 없으니까 혹시 또 모르는 일이지.'

일을 하면서 병행할 수 있는 특수대학원[2]인 보건대학원 입학을 계획했다. 직장이 경기 북부라서 강남권부터 경기 남부는 제외하기로 했다. 서울대는 내가 지원할 당시, 파트타임 학생을 적게 뽑았고, 기준 자격도 5급 공무원 혹은 그에 준하는 공공기관 근로자였기에 해당 사항이 없어 지원하지 못했다. 거리상으로 1순위는 연세대였다. 첫 도전은 1순위만 지원했으나 탈락의 고배를 마신 후 다음 학기 두 번째 도전에서 고려대와 한양대를 추가 지원했다.

. . . .
2   직장인이 업무와 병행할 수 있게 평일 근무 시간 후에 수업이 개설된 대학원이라서 야간대학원이라 불리기도 한다. 사이버 대학교와 달리 학교 법인 안에서 운영되는 학제라서 일반대학원 학생과 동일한 졸업장이 수여된다.

보건대학원의 서류전형 탈락은 존재하지 않는다. 이력서와 학업계획서가 동봉된 지원서를 제출하면 자동으로 면접일에 참석할 수 있다. 따라서 일반대학원에서 면접 전 하는 컨택[3]은 필요 없다. 상황에 따라서 본인이 어필할 만한 스펙이 부족하고, 파트타임이지만 교수님의 연구 프로젝트에 들어가고 싶다면 컨택해도 상관없다. 하지만 이미 나처럼 채용을 통해 뽑은 연구원이 있을 확률이 높고, 학생연구원 자리가 부족해 성공 확률은 일반대학원에 비해 낮을 수 있다.

1단계_학업계획서 작성

학업계획서는 철저히 내 위주로 작성했다. 그 말인즉슨, 장황한 대학원의 발자취와 교수님의 업적 등을 나열하지 않는 것을 의미한다. 구태의연한 정보들은 이미 교수님들 머릿속에 가득하다. 그들이 궁금한 건 '나'라는 사람의 공부 이유와 지원한 전공에 대한 관심도이다. 얘가 무슨 생각으로 공부하고 싶어졌는지 이 분야에 대해 얼마나 관심이 있는지를 작성해야 한다. 예를 들어, 간호사가 되고 싶은 학생이 간호학과를 지원한다고 말하면서 의사의 업무들을 쭉 나열했다면 무슨 생각을 하겠는가.

....
3 Contact: 지도교수님이 되는 분을 미리 메일로 연락드려, "저를 연구실에서 공부하는 학생으로 뽑아주실 수 있을까요." 하는 사전 면담을 일컬음

"환자를 성심껏 진료하고 어려운 수술도 척척 해내는 간호사가 되고 싶습니다."

간호사도 의사도 구분 못 하는 애가 간호사를 하겠다고? 하는 생각이 들 것이다. 적어도 지원하는 전공에 대한 프로필은 잘 알고 있어야 한다. 기초 지식을 알았다면 뼈대를 정하고 내 경험들로 살을 붙여 나가는 작업을 한다. 시간순서여도 좋고 에피소드별로 나열해도 상관없다. 앞뒤가 다른 말만 아니면 된다. 이때 당면한 과제는 지원 속내를 그럴듯한 내용으로 잘 포장하느냐, 였다. '학위 따야 해서'를 심오하게 포장할 포장지를 찾아야 했다.

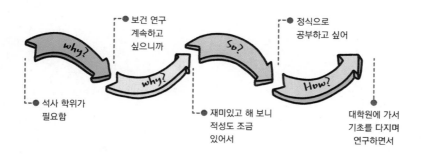

보건 연구
계속하고
싶으니까

정식으로
공부하고 싶어

why?

why?

So?

How?

석사 학위가
필요함

재미있고 해 보니
적성도 조금
있어서

대학원에 가서
기초를 다지며
연구하면서

[지원동기 알고리즘]

'정규 과정 공부를 해서 부족한 지식 기반을 만들고 싶습니다.'

이거면 됐다. 간호학을 전공으로 입학한 순간부터 해외 봉사 다녀온 일과 현재 하는 일을 시간 순서상으로 배치하여 '결국은 보건학, 보건 연구, 내 길'이라는 기승전결을 작성했다. 분량은 A4용지 두 장이 안 됐다. 이후 코로나 때 한 번 더 학업계획서를 써서 석박통합과정에 지원했는데 그때 지적받은 건 내 학업계획서에 하고 싶은 게 너무 많다는 것이었다.

'짧게 짧게 해본 게 있는데 이중 뭐가 나을진 모르겠고, 제일 재밌어 보이고, 데이터 구할 수 있는 걸로 해볼래요!' 식으로 썼기 때문이다. 확정된 게 아니더라도 되도록 하나의 주제로 이걸 쭉 공부하겠다는 굵은 뼈대를 가지면 좋은 학업계획서로 보인다. 물론, 합격 당락에 미치는 영향은 그리 높지 않은 것 같다. 지적받은 학업계획서라도 합격했으니까 말이다.

영어점수 제출은 필수가 아니라서 제출하지 않았다. 400점이던 토익이 600점으로 올랐으나 같이 근무하는 선생님들은 800점은 기본이고, 900점 대도 부지기수였기 때문이었다. 괜히 교수님들의 영어 기준에 미달되는 점수일까 봐 제출하지 않았다.

2단계_면접

면접은 지원자가 대부분 직장인인 걸 고려해서 주말 오후나 평일 늦은 시간에 진행했다. 면접 장소인 학교들에 학회 차 다녀온 적이 있어서 사전 답사까진 안 갔다. 교수님과 면접 내용에 대한 준비는 스스로에 대한 취약점을 방어할 대답만 머릿속으로 준비했다. 왜 경력이 조각인지, 해외 봉사 다녀와서 국제개발 일을 안 하고 역학 연구를 하게 됐는지, 통계를 잘 아는지 등 내가 생각하는 나의 약점에 대해 어떻게 대답할지 시뮬레이션하고 면접관인 교수님들 앞에 앉았다. 다대다 면접도 있고, 일대일 면접, 다대일 면접 등 세 학교 모두 다른 형태로 면접을 봤고 질문도 각기 달랐다.

1분가량의 자기소개는 현재 자신의 직무 중심으로 지원동기를 한 문장 정도로 말했다.

"저는 간호사로 해외 봉사 하러 갔는데 보건학에 눈을 떠서 한국에 와서 우연한 기회로 환경 역학 연구 일을 하게 되어 공부를 더 하고 싶어 지원했습니다."

라고, 소개했다. 질문은 교수님마다 한 분씩 돌아가며 받았고, 본인의 주요 관심사와 연관된 부분을 물었다. 지금 하는 일이 뭔지, 연구책임자가 누군지, 연구 대상자 수와 진행이 어디까지 됐는지 등 연구 업무와 관련한 질문과 학교랑 거리가 먼데 수업을 따라갈 체력이 되는지, 앞으로 박사과정 진학 계획이 있는지 등의 개인적인 질문도 했다. 국제보건 연구를 하는 교수님들은 해외 봉사활동에서 배운 점, 한국이 국제보건 사업에서 앞으로 해야 할 일 등을 묻기도 했다. 교수님마다 '나'라는 사람을 두고 한 질문들은 각양각색이었다.

최종결과

면접이 모두 끝난 후 한 달이 되었을 무렵, 결과 발표 예정일로 설정한 알람이 울려서 홈페이지에 게시된 합격자 명단을 확인했다. 가장 가고 싶었던 학교를 필두로 지원한 학교 모두 합격 알림을 보냈다. 연구실 선생님들은 축하하면서도 험난한 길에 들어선 후배를 위로했다. 합격의 순간만큼은 다른 사람들이 해본 적 없는 일을 해봐서 날아갈 것 같은 기분이었다.

'졸업학점 2.9로 대학원을 가다니. 상상도 못한 일이야.'

Q 한국에서 보건대학원 가려면 어디로 가야 할까요?

A 국내 설치된 보건대학원과 보건학 전공이 설치된 일반대학원은 그림과 같아요.

풀타임 연구생으로 출퇴근하는 경우가 아닌, 직장이 따로 있거나 학교 수업만 다니는 파트타임 대학원생은 등교/하교 시 접근성이 1순위라고 생각해요. 회사는 다녀보고 통근 거리가 멀면 이직을 고려할 수 있지만 학교는 2년 이상을 다녀야 하니까요. 물리적으로 지속 가능한 통학이 되는 게 첫 번째 조건이라고 생각해요. 다만, 그 기준은 개인에 따라 달라지겠죠. 충청도나 강원도에서 일주일에 2~3번 서울로 수업을 들으러 올 수 있는 여건이면 가능한 거고, 집 근처에서만 다닐 수 있으면 근거리에 있는 학교로 입학하면 될 것 같아요.

2순위는 교수님의 연구 분야라고 생각해요. 학교 홈페이지에 교수님 프로필이 상세하게 나와 있으니 최근 발행한 논문과 연구 보고서 등을 참고해요. 이분의 주요 연구 분야가 내가 학업계획서에 작성한 연구 분야와 비슷한지 살펴보고 결정해요. 이때 찾은 교수님과 내가 가고 싶은 학교가 다를 수도 있어요. 그럼 저는 둘 다 지원하고 면접 때 분위기를 느낀 다음에 결정하라고 권해요. 뉴스나 논문에서 본 사람이 실제 얼굴을 맞대고 얘기한 사람과 다를 테니까요.

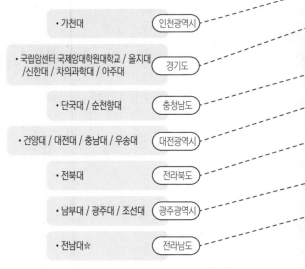

• 가천대 — 인천광역시

• 국립암센터 국제암대학원대학교 / 을지대 /신한대 / 차의과학대 / 아주대 — 경기도

• 단국대 / 순천향대 — 충청남도

• 건양대 / 대전대 / 충남대 / 우송대 — 대전광역시

• 전북대 — 전라북도

• 남부대 / 광주대 / 조선대 — 광주광역시

• 전남대✱ — 전라남도

✱ 전남대의 경우 보건학협동과정이 있으나
2023년 기준, 신입생 모집을 하지 않는 상태임

[전국 보건학/보건행정학 전공이 설치된 대학원 (2023년 기준)]

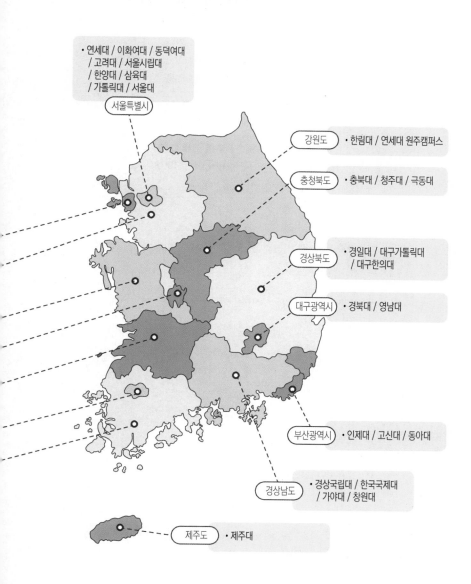

• 연세대 / 이화여대 / 동덕여대
/ 고려대 / 서울시립대
/ 한양대 / 삼육대
/ 가톨릭대 / 서울대

서울특별시

강원도 • 한림대 / 연세대 원주캠퍼스

충청북도 • 충북대 / 청주대 / 극동대

경상북도 • 경일대 / 대구가톨릭대
/ 대구한의대

대구광역시 • 경북대 / 영남대

부산광역시 • 인제대 / 고신대 / 동아대

경상남도 • 경상국립대 / 한국국제대
/ 가야대 / 창원대

제주도 • 제주대

Q **보건대학원과 일반대학원 차이가 뭔가요? 어딜 가는 게 좋은가요?**

일반대학원	대학교를 졸업하고 학문을 연마하기 위해 진학하는 대학원으로 지도교수의 연구실에 소속되어 풀타임 연구원으로 출퇴근하는 학생들이 많음 (2년)
특수대학원 (보건대학원)	직장과 병행하는 일반인을 위해 개설된 일과 이외의 시간에 수업이 존재하는 대학원 (2.5년)
전문대학원	전문적인 분야에 중점을 두며 실무적인 기술자를 배양하고자 하는 대학원이며 의학전문대학원(의사), 로스쿨(변호사 등)이 있음

A 자신의 상황에 따라 장단점이 달라질 것 같네요. 보건대학원은 현재 일을 병행하는 분들이 '주로' 진학하기 때문에 입시 전/후 직장에 있는 분들이 유리해요. 이때 유리하다는 의미는 직장을 갖고 보건대학원에 진학해서 본인의 일과 관련된 연구주제로 논문을 쓸 수 있는 걸 말해요. 재직 중에 고학력 졸업장을 취득하여 승진이나 더 좋은 곳으로 이직할 수도 있고요. 시간을 아끼는 만큼 2가지 일을 병행하는 부지런함이 필요하겠지만 말이죠. 재정적인 면에서는 학자금 대출 이자가 재학 중에 발생하며, 장학금 혜택도 많지 않다는 단점이 있어요.[4]

---

4 2023년부터는 소속 대학원의 종류에 상관없이 경제적 여건이 어려운(학자금지원 4구간 및 만 40세 이하) 대학원생은 취업 후 상환 학자금대출을 지원받을 수 있다. 풀타임으로 연구실에 있는 학생뿐만 아니라 회사에 다니는 직장인도 마찬가지이다. 조건이 안 되면 지자체에서 실시하는 이자 지원을 받을 수 있다. 조건은 대학원 재학생이나 휴학/수료생이어야 하며 해당 지자체에 거주하고 있어야 한다. 4대 보험 받는 직장인이라도 학생 신분이면 이자 지원 받을 수 있고, 졸업 후 미 취업상태이면 계속해서 이자 지원을 받을 수 있다.

Q 의약학 전공이 아닌데도 보건대학원에 갈 수 있나요? 학점은 최소한 얼마가 돼야 하나요?

A 보건대학원의 경우, 학점이 큰 변별력으로 작용하지 않아요. 가장 중요한 건, 관련 경력입니다. 비 보건 계열 전공을 졸업한 사람도 진학하는데요. 인문/사회 학부를 졸업하고 병의원, 연구 관련 일을 하신 분도 현장에서 배울 수 없는 전문적인 공부를 하기 위해 진학해요. 학벌이 좋고, 학점이 높으면 서류에서 좋은 조건은 될 수 있지만 절대적인 합격의 조건은 아니라는 점을 말씀드리고 싶어요. 대신, 경쟁이 치열한 학교나 학과가 있어요. 한 곳만 쓸수록 떨어질 확률은 높지만, 재수, 삼수하거나 여러 곳을 지원하면 언젠간 붙으니 포기하지 말라고 말씀드리고 싶어요.

Q 영어를 얼마나 잘해야 하나요?

A 토익 600점 실력으로 연구 일을 하고 대학원 원서를 냈어요. 영어 회화 실력은 별개지만 동일 연구 분야의 논문을 계속 보다 보면 문해력과 어휘력은 자연스레 늘게 돼요. 영어점수는 낮지만, 연구하는 데에 관심 있다면 한 번 자신의 역량을 확인해 보세요. 일주일에 4p 이상의 논문 한 편을 완독할 수 있는지 테스트해 보세요. 파파고나 구글 번역기를 돌려서라도 논문 하나를 영어로 다 읽고 해석할 수 있는 의지와 실력이면 된다고 봐요. 영어를 못할수록 시간은 오래 걸리지만

일단 시작하면 끝을 내야 하므로 하다 보면 늘게 된다는 뻔한 답변밖에 드릴 수가 없네요.

Q 학업계획서를 어떻게 써야 하나요?

학업계획서에 무엇을 써야 할지 모르는 경우가 많죠. 너무 구체적이지는 않되, 한 가지 이상을 그려야 해요. 예를 들어, '나는 보건정책을 전공하여 노인복지 관련 정책연구를 하고 싶다.'라는 한 줄 정도 본인의 이상이 들어있어야 해요. 이를 토대로 언제부터 그런 생각을 했고, 그 생각을 하면서 어떤 일들을 했는지로 시작해요. 현재 하는 일과 계획한 학업이나 연구 분야가 어떤 관련이 있는지, 앞뒤가 맞게 풀어쓰면 돼요. 이때 뒷받침되는 이유가 어색하면 안 돼요. A

좋은 예	나쁜 예
보건정책을 전공하여 노인 보건정책을 연구하고 싶습니다. 임상 간호사로 병동에서 노인 환자들을 대하면서 노인 보건정책이 부족함을 느꼈습니다. (어떤 이유로 그랬는지 사례) 이런 이유로 저는 A 대학원 A 전공을 통해 보건정책 및 보건학에 대한 기초를 다지고 실제 정책을 수립하여 노인 보건복지 향상에 기여하고 싶습니다.	저는 보건복지에 관한 생각을 늘 해왔습니다. 보건정책은 보건복지 향상을 위해 존재합니다. 저는 지금 A 기관에서 B 업무를 합니다. 하는 일과 크게 상관없지만 항상 보건복지를 생각해 왔습니다. 그래서 A 대학원에 들어가서 보건복지를 배우면 앞으로 도움이 될 것 같습니다.

Q 졸업하면 어디에 취업할 수 있을까요?

A [나라일터]나 [잡알리오]에서 '보건'이나 '보건 연구'라는 키워드로 검색해 보세요. 나오는 직무 중 보건학 석사 전공을 원하는 곳은 보건복지부, 질병관리청, 식약처, 한국의료조정분쟁위원회, 한국국제보건의료재단 등이 있어요. 공공기관 뿐 아니라 채용 플랫폼에 검색해서 나오는 일반 회사나 협회/단체의 연구소에서 일할 수도 있어요. 이들 중 90%는 계약/무기계약직이지만 한 번 채용이 되면 오래 있는 편이에요. 더 안정적인 정규직 연구원으로 채용되려면 박사학위와 학위 후 논문실적+경력을 통해 공채로 입사해요. 그래서 석사만 한 사람들은 연어처럼 다시 학교로 돌아와서 박사 학위를 받거나 유학을 가요.

누군가의 장래희망

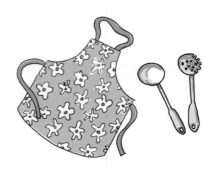

잘 다니던 직장이 있었고, 석사 과정생이 시작될 찰나였다. 결혼이라는 일생일대의 선택이 갑자기 찾아왔다. 모든 걸 접고 전업주부의 길을 가게 될 줄은 꿈에도 몰랐다.

에티오피아에서 만난 어떤 남자와 귀국하고 한 달 뒤 본격적인 연애를 시작했다. 자상하고 따뜻한 남자친구였지만 취업은 원하던 대로 풀리지 않았다. 월급이 안 밀리고, 다단계를 하지 않는 정상적인 회사를 원했는데 국내에서 그런 회사에 취업하지 못했다. 토익 공부를 하겠다고 서울까지 올라와서도 공부는 안되고, 점수는 안 오르고 줄줄이 탈락을 400번째 맞닥뜨리며 한국에선 답이 없음을 깨달았다. 해외로 눈을 돌리고 중국에 있는 한국회사에 지원했다. 동문이 근무한다는 중국의 지방 회사에서 중국어를 못해도 좋으니 식품공학 전공자가 와주길 바란다는 자리였다. 회사 조건은 나쁘지 않았다. 숙식이 해결되고 높은 연봉에 휴가철 비행기표를 준다는 매력적인 제안이었다. 연인인 내게 장거리 연애도 괜찮냐는 허락을 구한 뒤 출국했다.

출국한 남자친구는 말도 안 통하고, 논밭과 공장뿐인 회사 기숙사에서 살게 됐다. 근처 한인 마을이 한 시간이래, 여기 한국인 선임들도 가족들은 한인 마을 아파트에 살면서 학교 다닌대, 결혼하면 거주비랑 차량 유지비를 준대, 하는 소식들을 하나씩 전해줬다. 시간이 지날수록 장거리 연애가 맞지 않은 우리는 석 달에 한 번 보는 상황이 괴로웠다. 상반기 동안 잘 참던 남자친구는 결국 나의 대학원 합격 소식과 함께 터져버리고 만다.

"다 정리하고 와 줄래?"

내 개인의 경력 기회와 결혼, 둘 중 하나는 버려야 했다. 이틀을 밤새 고민하며 내린 결론은 가보자, 였다. 남자친구의 조건을 보자면, 혼자 벌어서 먹고사는 데 어려움 없는 벌이가 된다. 연애 시작하면서 뵀던 예비 시부모님도 좋은 분들이다. 그는 나보다 요리를 엄청나게 잘한다. 맛있는 걸 잘해주고 항상 나의 건강을 위해 물심양면 지원을 아끼지 않는다. 현지에서 공부를 계속할 수 있게 뒷받침해 줄 수 있었다.

그리고 이 죽일 놈의 사랑, 사랑이 문제였다.

결혼은 신뢰할만한 사랑의 보증이 필요했다. 커리어를 포기하고 선택하는 것이었기에 내 사랑의 보증을 확실히 찾고 나서 결정하고 싶었다.

남자친구는 가진 게 별로 없었다. 본인 관점에서 자신은 결혼 상대로 낙제점이라고 평가했다. 우리 둘이 가진 재산을 끌어모아도 수도권 반지하 원룸 하나 구하기 어려웠다. 그리고 그는 주변사람들과 잘 지냈지만 내향적인 사람이라 모임이나 친목을 즐겨하진 않았다. 집에서 혼자 게임을 하거나 나랑 연락하는 게 유일한 개인 생활이었다.

그가 하루 동안 많게는 3~4번, 적게는 2번가량 휴대전화를 들고 연락하는 상대는 나뿐이었다. 본가에도 1년에 한두 번 연락하고, 명절에만 볼 정도로 혼자인 사람이었다. 그가 가진 조건 중, 별거 아닌 '나'를 1순위로 사랑하는 조건이 맘에 들었고, 그의 청혼을 승낙했다. 석 달 만에 결혼식과 신혼여행을 모두 마치고 중국에 입국했다. 우리의 신혼생활 목표는 각자 적성에 맞는 역할로 자리 잡는 것이었다. 남편은 가정주부가 되고, 아내는 외벌이 가장이 되는 게 꿈이었다.

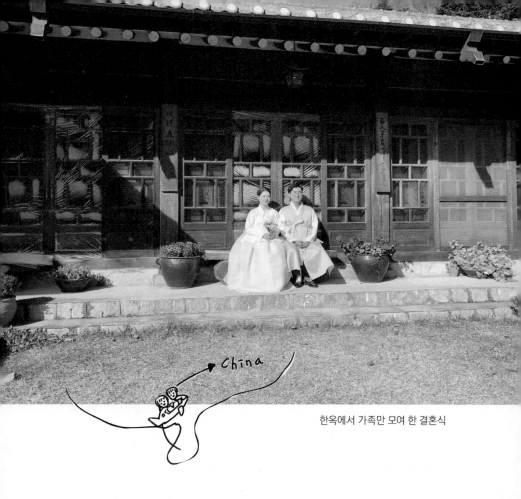

China

한옥에서 가족만 모여 한 결혼식

　중국 생활은 평탄했다. 넉넉히 벌어다 주는 생활비로 한국인이
많이 사는 아파트에서 주부 생활을 시작했으니 여유로웠다.
남편의 회사는 공장이 있는 외딴 시골이라서 기숙사에서 이틀에 한 번 당직을 서야 했다. 아무도 없는 신혼집에서 지내는 게 처음엔 외로웠으나 이내 적응했다. 아프리카에서 혼자 살던 경력 때문인지 그다지 쓸쓸하지 않았다. 오히려 격일로 들어오는 남편 덕에 매일 쓸고 닦지 않아도 되니 나름의 편리함이 있었다. 아이도 없으니 아침 늦게 일어나 먹고 싶은 거 먹고, 수영 갔다가 동네 산책하는 일상이었다. 차츰 아는 사람들이 생기면서 가끔 지인들 만나 카페 가고 수다 떠는 시간도 가졌다.

생활 중국어를 배우면서 지내는 하루하루는 괴로울 것도, 힘든 것도 없었다. 그런데 답답하다고 느껴졌다. 심심할 때면 나가서 놀고, 한국 다녀오며 지냈는데 뭔지 모를 답답함이 가슴 한편에 있었다. 왜 그럴까? 일정한 보수를 받지 않고 시간을 보내는 게 생각보다 괴로운 일이었다는 결론이었다. 문제를 해결하려면 일을 해야 했는데 현실적으로 불가능했다. 중국에서 일하려면 1~2년 이상 언어 공부를 계속 해야 했고, 당장 일하려면 한국으로 가야 했는데 주말부부가 싫어 한국 생활을 접고 온 것이라 그럴 수는 없었다.

1년이 될 즈음, 한국에 한 달간 머물게 되는 일이 생겼다. 그런데 남편이 정신과를 찾아가는 것을 권유했다. '뭐 하러 가야 하지?'라는 생각과 함께 '그래도 가볼까?' 하며 동의한 것을 보면 내 자신도 문제가 있다는 생각이 들었나 보다. 주변 사람들의 반응은 "어? 네가 정신과를 왜 가?"하는 의아한 반응이었다.

당시 [방구석 1열]이란 영화 감상 예능 프로에서 전도연이 출연했던 「집으로 가는 길」이라는 영화가 나온 적이 있었다. 패널로 나온 정신과 전문의의 말에서 내가 어쩌면 꾸준히 상담이 필요한 단계일 수도 있다고 느꼈다. 이 영화의 주인공은 억울한 일로 이역만리 타국에서 수감생활을 한다. 이때의 심리 상황을 분석하는 말씀이 나에게도 큰 위로와 공감이 되었던 것 같다.

"실제로 주인공과 같은 유형의 사람들이 있어요. 남편 따라 해외에 거주하게 된 부인들이 유사한 스트레스와 고립감을 느낍니다. 일을 하러 간 남편들은 스스로 선택했지만, 가족은 그렇지 않거든요. 언어와 문화가 다른 환경 속에서 주인공이 느낀 고립과 불안을 동일하게 느낍니다."

'아, 의식주가 윤택하다고 행복한 게 아니구나. 극단적인 상황의 영화 주인공과 내가 같은 처지구나…'

친정에서 가까운 정신과로 예약하고 갔다. 진료 전에 사전 설문지를 하고 진료를 받았다. 편견과 다르게 내과 의원의 분위기와 비슷했다. 설문지와 면담 결과를 토대로 의사 선생님은 그 자리에서, '불안증세가 보입니다.'라고 진단을 내렸다. 어떤 정서가 있는지, 원인은 무엇으로 생각되는지, 그리고 여러 치료 방법이 있고 약물치료를 선택할 수도 있다고 했다. 약물 치료에 대해서는 증상이 더 직접적으로 나타날 때 하고 싶다고 말했다.

'남편은 집에서 살림만 하는 게 꿈이라는데 나는 왜 그럴까.'

집에만 있다 보면 내가 이러다 경력이 오래 단절되고 중국어도 어중간하고, 영어점수도 못 만들고, 대학원도 못 가고, 그런 생각들이 지배한다. 맘을 다잡고 공부를 열심히 하면 되지, 라는 남편의 답변은 예습 복습 철저히 하면 서울대 가지, 같은 허망한 얘기같이 들렸다. 당장의 아웃풋을 위한 어긋난 열망에 2세를 갖자고 조르기도 했다. 아기를 낳으면 생산적인 인간이 되지 않을까. 여기서 당장 의미 있고 생산적인 건 2세를 배출하는 것이란 생각이 들어 그거라도 하게 해 달라고 떼를 썼지만 단호한 남편의 입장 성명으로 돌아왔다. 자신의 육아시간이 현저히 작을 거고, 그만큼 나의 희생이 배가 될 거고, 그렇다면 내가 원하는 공부도 일도 미뤄지고, 미뤄지다 보면 몸도 마음도 아파질 거다. 자기는 그걸 두고 볼 수가 없고, 우리가 둘 다 시간과 물질의 여유가 지금보다 나아졌을 때 가지는 것이 맞다. 한때의 흐려진 판단력이 너의 미래와 나의 삶을 흔들어 놓을 순 없다, 고 했다.

그럼, 당장은 아니더라도 내가 취업해서 다른 나라에서 일해 보는 건 어떨까? 봉사단원 경력을 살려 개발도상국에 파견직으로 가면 생활비를 감당하며 살 수 있지 않을까? 내 질문에 남편은 고민하더니 하고 싶은 대로 해보라고 손을 들어줬다. 잘한 결혼이라고 생각했다. 자기 일처럼 어려워하고 들어주는 남편이 있어서 고마웠다.

정신과를 나서고 중국에 돌아오면서 스스로 불안을 없앨 수 있도록 장치를 세워 두었다. 출퇴근 시간처럼 반복적인 일상, 업무 같은 공부 시간 만들기 등 집에 있으면서 생긴 자유들을 줄여가며 다음 단계로 갈 수 있도록 준비하고 다짐했다.

'기회가 오면 꼭 놓치지 않으리.'

Chapter 4

코로나가 준 선물

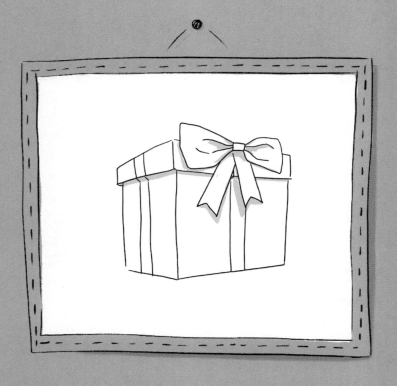

좋은 일 하시네요

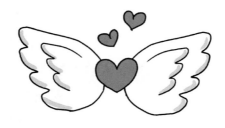

하루라도 더 빨리 일을 해야겠다는 나의 성화에 우리 부부는 2년 안에 한국으로 돌아가자고 결정했다. 그간 남편은 직장생활이 주는 갑갑함에 힘들어했고, 변할 거 같지 않은 분위기에 스트레스받고 있었다. 한국에서 정착할 수도 있었지만, 원하는 자리가 없었다. 원하는 자리를 가려면 부부 둘 다 석사 학위가 필수였는데 지원 자격조차 되지 않았다. 결국, 내가 할 수 있는 건 3년 전 급여를 주는 연구간호사나 연구를 할 수 없는 3교대 임상간호사 자리뿐이었다. 중국에서 취업하는 건 서툰 중국어로 당장 할 수 없었다. 중국과 한국이 아닌 다른 선택지를 찾아야 했다.

눈을 돌려 해외 파견직을 찾아봤다. 사기업의 경우, 혼자서 일할 수 있는 30대 중후반의 남자 직원을 원했다. 여자 직원을 원하는 곳은 결국, 봉사단원 때 직무와 유사한 국제개발협력 사업의 계약직 프로젝트 관리자였다. 그마저도 전공과 직무가 일치하는 자리는 잘 안 났다. 보건으로 원조하는 대규모 프로젝트는 아예 10년 경력의 책임자급을 채용했다. 행여 적은 경력자도 상관없다 쓰여 있어도 내가 바라는 사업 부분이 잘 나지 않았다. 보건이 말만 보건이지, 병원 시설 건축 쪽이거나, 물 공사, 도로 공사 같은 시행 기관과 조율을 하는 코디네이터 역할이 대다수였다. 보건과 직접적으로 연관된 프로젝트 안에서 모니터링하고 보고서 쓰는 공고는 없었다.

'역시, 행정 위주로 가야 하나, 학위 없이 연구할 수 있어서 배가 불렀나, 돈 주면 뭐든 한다고 해야지.'

생각이 들 때, 눈에 들어온 공고가 있었다. 자격 조건을 까다롭게 따지지 않으면서 원하던 직무를 하는 자리였다. 봉사단원 때 해봤던 성교육 프로그램과 유사한 사업으로 마을 전체에 성생식보건사업을 실시하는 프로젝트였다. 기간도 3년짜리, 지역은 방글라데시 북서부 지역의 마을이었다. 코이카 자체 사업이 아닌 NGO 단체의 시민사회협력사업이었다.[1]

---

1 정부 기금과 시민단체, 기업, 대학의 자원으로 포괄적인 파트너십을 구축하고 활용하여 협력대상국의 지속가능한 발전과 빈곤완화에 기여하는 대표적인 국민참여형 국제개발협력 사업을 말한다.

수도에서 멀리 떨어진 지방 임지가 얼마나 열악한지는 경험해서 알고 있었다. 보수나 처우도 생각보다 안 좋을 수 있었다.

'지원한다고 다 됐으면 지금 일하고 있었겠지. 그냥 써보지, 뭐.'

회사 이력서로 지원해달래서 내려받아 작성하고 메일을 보냈다. 다음 날 사진 칸에 사진을 붙이지 않고 보냈다는 것을 알아차렸다.

'글렀네, 글렀어.'

뜻밖에도 곧장 면접 여부를 확인하는 메일이 왔다. 때마침 설날이라 곧 들어가는데 회사에서 제시한 날짜엔 갈 수가 없었다. 변경이 가능하냐, 물어보니 그러면 먼저 카카오톡으로 대표님과 전화하고 내가 한국에 오는 날 맞춰서 대면으로 면접할 수 있냐고 제안했다. 수락하는 답장을 보내고 남편에게 알렸다. 남편은 조금 갑작스러워 놀랐으나 늘 그렇듯, "해 봐. 되고 나서 고민해 보는 거지 뭐."했다.

전화 면접이 끝나고 느낌이 왔다. 왜냐하면 나는 유부녀고 남편이랑 같이 갈 거라는 말에 반가운 기색을 표시했기 때문이었다. 보통 결혼한 경단녀라면 취업시장에서 불리한 조건인데 같이 갈 가족이 있다는 말에 기뻐하다니, 될 것 같았다. 곧이어 한 대면 면접에서도 분위기가 좋았다. 연봉과 처우, 업무 내용, 가게 될 곳의 환경, 나의 현재 상황 등을 공유하는 편안한 대화의 시간이었다. 분명 앞의 두 명의 지원자가 더 있다고 했으나 그들이 별로 신경 쓰이지 않을 정도로 합격의 기운은 현실이 되었다. 면접이 끝난 직후, 이틀이 채 안 되어 채용 확정을 알려줬다.

그제야 남편은 계산기를 두드렸다. 급여가 생각보다 적었다. 규모가 큰 사업들은 여러 수당이 합쳐 나오는데 그보다 예산이 작은 사업이라 인건비가 적었다. 체류비도 따로 나오지 않아서 남편은 현실적으로 자신의 급여에서 절반이 줄고 그동안 받은 체류비와 휴가 비행기표도 없어지니 성에 차지 않아 했다.

굳이 안 가도 되는 것이었고 어쩌다 걸린 기회였다. 그 정도 보수 받는 일이라면 다음에도 기회가 올 거다, 그러니 1년만 참았다가 나중에 가는 게 어떠냐, 하고 설득했다. 나로선 매일 오는 기회도 아니고, 비슷한 직무로 하고 싶은 업무가 몇 개월 뒤에 날지, 그 자리에 내가 갈 수 있을지는 모르는 일이었다. 게다가 이번에도 남편과 떨어질 수 없다는 이유로 포기한다는 게, 남편보다 벌이가 적어서 외벌이가 못 된다는 게 너무 서러웠다. 그런 식으로 따지면 남편이 원하는 퇴사를 안정적으로 하는 때는 오지 않을 거라고 반박했다. 지금처럼 서로 불만족스러운 생활을 기약없이 해야 한다고 말하니 남편은 좀 더 고민하겠다고 했다.

그리곤 한 가지 제안을 했다. 본인은 하루 동안 철저한 현지

조사를 해서 이주 비용 예산서를 만들기로 했고 그동안 나는 어른들과 친구들에게 조언을 구하기로 말이다.

"다른 사람들이 너무 반대하면 다시 생각해 보자."

주변 사람들도 역시나 둘 중 하나는 참아야 한다고 했다. 남편이 원하는 대로 하려면 둘 다 불만 없이 지금의 삶에 만족하던가, 아내인 내가 원하는 대로 하려면 기회가 왔을 때 모험해야 한다고 했다. 남편은 예산서를 들고 다시 토론장에 입장했다. 결론은, 적자는 안 나니 너 하고 싶은 대로 해라, 였다. 여러 이야기를 수렴한 남편은 현실적인 대안을 제시해 줬다.

"3년간 일할 수 있는지 판단해 봐. 계속 일하겠다는 생각이 들면 사직하고 중국 집 정리해서 방글라데시로 갈게."

원래 파견 예정은 3월이었다. 나는 6월 전까지 재직할지 결정해서 말해주기로 했고, 그 뒤에 남편은 바로 사직하겠다고 결정했다. 근로계약서 서명과 동시에 비자 발급 절차를 마쳤다. 2주 안에 비자가 나오면 비행기표를 끊기로 했다. 코로나라는 변수가 오기 전까지의 완벽한 계획이었다.

출국 전까지 서울 사무실로 출근했다. 친정집은 경기 북부 파주 촌 동네, 회사는 구로였다. 출근 시간은 집 문을 나서고부터 정확히 2시간이 걸렸다. 한강을 건너 출퇴근하는 경기도민의 어쩔 수 없는 현실이었다.

첫 번째 일은 간단했다. 한국 정부에 사업비 받으려고 쓴 제안서를 영어로 번역하는 업무였다. 현지 직원들과 공유해서 사업 시작을 준비하는 작업이었다. 지부 담당 직원분이 미리 해 놓은 번역본이 있어서 마무리만 하면 되는 쉬운 일이었다.

다음은 예산집행을 배우는 일이었다. 정부 돈을 쓸 때 복잡한 규정이 있는데 영수 처리와 계산서 발행, 일정 금액 이상의 항목에 대한 결재 절차 등을 익혀야 한다. 이는 기존 연구사업비 집행을 하면서 해봤던 업무였지만 한층 복잡해진 이유는 환율이 끼어있었다. 그리고 현지 회계 담당 직원의 작성본을 보고 [불인정 항목]이 없는지 꼼꼼히 살펴야 한다. 인정이 안 되는 금액은 기관 내부 자금으로 반납해야 하기 때문이다. 여전히 한국에서 개발 협력이나 사회복지를 논하면 '좋은 일 하시네요.'와 '돈은 누가 줘?'라는 질문이 따라온다. 돈은 정부 예산이나 개인의 후원을 통한 사업비에서 나오고, 돈을 받으려면 "합리적이고 비용 효과적"인 일이 되어야만 한다.

국제보건을 선택하는 의료보건 계열 출신자들이 그리는 이상이 있다. 현지 직원과 원활하게 영어로 소통하고, 청진기와 주사기를 들고 한국에서 배운 실전 의료를 전파하는 모습을 그렸을 것이다.

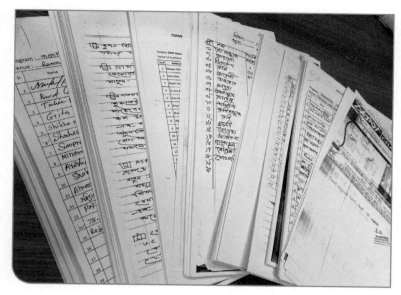

지렁이 글자 낭자한 사업비 증빙 서류

아프리카에 있을 때 확인한 실상은 그렇게 낭만적이지만은 않았다. 의료기기를 들고 종횡무진 아프리카, 남미에서 외딴 지역을 누비며 한국에서 배운 의료기술을 전파하는 동화같은 장면은 다큐 영상이 만들어 낸 기억의 악마 편집이었다.

<올지마 톤즈>의 한 장면 같은 모습이 분명 존재하긴 한다. 그런데 그건 의사 출신 선교사님들이 하는 많은 일 중 하나이다. 그분들도 현장에서 조율하고 협력하는 '대화'와 '연락'이 주

업무이다. 대다수 직원은 회계감사를 위한 엑셀을 눈알 빠지게 보고 또 보고 지렁이 글씨 낭자한 영수증 보고 또 보고의 연속이다. 프로젝트 활동 관찰 및 직원 교육 같은 일선에서 하는 업무는 사업의 이해도가 높은 현지인 매니저와 직원들이 전담한다. 파견된 한국인 매니저는 사무실에서 회의와 보고서 업무를 주관하며 한국어나 영어로 서류 정리하는 일들을 한다. 결국, 한국의 정부기관에 보고 해야 할 일들이니 말이다.

행정 업무를 익히며 2주가 지날 무렵, 코로나가 대구·경북 지역을 중심으로 전파되기 시작했다. 이윽고 WHO의 팬데믹 선언과 동시에 중국으로 돌아갈 비자도 닫히고 파견국인 방글라데시도 갈 수 없었다. 기존 파견직들도 활동을 멈추고 코로나 방역과 치료에 힘을 쏟아부었다. 현장에 가지 못한 상태로 3개월이 지나갔고, 그 사이 파견직들은 서울 사무실 임시직원으로 출퇴근했다. 현장에 있으면서 활력 있게 움직이며 경영할 수 있는 업무를 코로나로 파견을 못 해 한국 사무실에서 화상전화로 했다. 때론 지지직거리는 인터넷 통화 연결로 하려니 '이러려고 이 일을 했나…' 싶은 생각이 들었다. 그런데 묘하게 끌리는 매력이 있었다. 딜레마에 빠진 순간이 바로 저 지점이었다. 상상만큼 하고 싶은 일을 다 하는 게 아닌데 예상한 것보다 재밌었다. 현지 직원에겐 한국적인 행정을 이해시키고 사업의 본질적 의미를 확인하면서 나는 현지의 관습과 체계를 배우고 절충안을 찾았다. 에티오피아에서부터 꿈꾸던 전문가로서 활동하는 국제개발협력 업무였다.

한번은 개인 기부자들로부터 모인 방역사업비를 전달했다. 그 과정에서 직원들에게 조금이라도 기부자들의 응원을 전달하고 싶었다. 모자란 실력이지만 최대한 느낌을 살려 번역해 전달했다. 이 소식을 들은 현장에서 큰 위로가 되었다는 이야길 들려주었다. 기부를 한 것도 아니고, 현장에 파견되어 방역을 한 것도 아닌데 도움 되는 일을 했구나, 할 때면 쉽게 놓을 수 없는 일이라 느꼈다. 비록 남편과 떨어져 지내며 현장에 파견도 못 갔지만, 이 일을 하기 잘했다고 생각했다.

Q & A 국제보건 활동가

Q 국제보건 활동가가 뭔가요? 의사가 하는 건가요?

국제보건이란 국제개발협력 분야 중 보건의료를 전문으로 하는 섹터를 말해요. 통합해서 국제개발협력 분야에 들어가지만, 최근 들어 코로나 등 팬데믹과 전염병 이슈가 전 지구적으로 강조되며 급부상하고 있는 분야입니다. 여기서 활동하는 사람들을 국제보건 활동가라 하는데 초기엔 의사, 간호사, 약사만으로 구성되었지만, 시간이 지남에 따라 다양한 전공과 경력을 가진 사람들이 합류하고 있어요. 어느 전공이든 간에 병의원과 공공의료기관에서 봉사 및 직무를 해 본 경험이 있다면 일할 수 있어요.

Q 국제보건 활동가는 직장인인가요?

A 네! 사회복지사처럼 일정한 자격을 갖춘 사람들이 기관이나 회사에 소속되어 일을 하는 사람입니다. 활동가의 범주 상, 자비로 수입이 없이 할 수도 있지만 이런 경우는 거의 없으며 일정 부분 보수를 받고 활동하고 있습니다. 대개의 NGO나 국제기구 일이 계약직으로 굴러가고 있는데 아르바이트처럼 단기 숙련직이 아닌, 지식과 경력이 월등한 사람들이 필요한 직무예요. 일단 다른 언어로 일을 해야 하고 미국이나 유럽 등 잘 알려진 나라의 사람들이 아닌, 생소한 국가의 사람들을 접하기 때문에 문화에 익숙해지는 것도 필요해요. 따라서 국제보건 활동가는 다양한 사회, 문화, 정치, 의료 모두를 아우를 수 있는 고급 인력이랍니다.

국내 유일한 정부 ODA(공적 개발 원조) 사업 기관인 코이카에서 제안한 국제개발협력 경력사다리는 아래 표와 같아요. 보통은 6개월 YP(영프로페셔널) 인턴과 봉사단으로 발을 들여요. 그러고 나서 2단계로 가는 데 문제는 그 다음 3단계로 갈 때까지 3년 이상의 근로 기간이 보장된 직장을 찾기 어려운 게 현실이죠.

단계	1단계	2단계	3단계
직책	봉사단, 인턴	실무자, KMCO, PAO, PO, 학교 및 회사 연구원	관리자, KOICA, 국제기구, NGO 정규직, 컨설팅회사 자문위원
정의	글로벌 인재양성	징검다리 일자리	ODA분야 전문 일자리

표 6. 국제개발협력 경력사다리

Q 간호사 출신이 국제보건 분야로 취업하고 일하기는 어떤가요?

A 간호사는 보건 분야의 사업이라면 간호지식을 십분 발휘할 수 있어 환영받아요. 하지만, 대우가 임상만큼 혹은 다른 임상 외 직무만큼 좋다고 하긴 어려워요. 일단 보수 부분에서 사무 직종 중 가장 낮은 임금이고, 간호 전문성보단 행정 전문성이 있어야 해서 간호사 경력이나 면허가 큰 접점은 없어요. 하지만 저처럼 봉사활동에서 맺은 첫사랑으로 인해 한정된 자원과 폐쇄적인 환경의 개발도상국 어딘가에서 실시하는 보건 프로그램이나 거버넌스의 구축이 재미있다면 적성에 맞아요.

국내 국제개발협력 참고사이트

   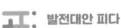

| 김치앤칩스 | KCOC | 방구석개발협력 | PIDA |

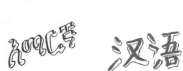

나의 외국어 성적표	
TOEIC	800 (2022.07.24.)
IELTS	overall 6.5 (2020.02.08.)
HSK	5급 187점 (2019.12.01.)
	4급 247점 (2019.04.14.)

에티오피아 출국 직전, 의료인 자격 등록을 위한 시험점수가 필요하다고 해서 친 토익이 첫 공인 외국어 시험이었다. 반올림해서 500점이라고 둘러댔지만 400점대였다. 영어로 말하는 건 버벅대고, 하고 싶은 말을 30%도 못 하는 상태였지만 봉사활동으로 아프리카에 갔다. 의무교육으로 배우던 영어

말고 생존언어들을 익히며 외국어 공부에 입문했다.

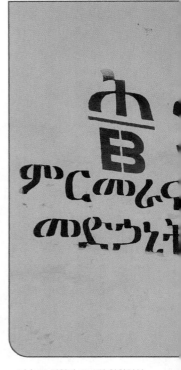

낫 놓고 기역자 모르던 암하릭어

나의 첫 번째 생존언어는 '암하릭어'라는 생소한 언어였다. 에티오피아는 '암하릭어'라는 공용어를 사용했기에 국내 교육 때부터 배웠다. 파견되는 지역마다 주요 지방 언어가 따로 있지만 다행히 내 임지는 공용어를 사용하는 곳이라 다른 언어를 공부할 필요가 없었다. 우리 기수가 배우던 교육 방식은 옛날 선교사들이 매개 언어가 없이 현지어를 학습하던 방식이었다. 물건과 행동을 보여주며 영어를 쓰지 않고 현지어만으로 현지어를 학습하게 한다. 장점은 말이 굉장히 빨리 늘고 어휘 습득력이 높다는 점이지만 단점으론 글씨를 배우지 못해 한동안 까막눈이었다는 점이다. 이 단점이 꽤 컸던 이유는, 에티오피아는 고유 문자인 '피델'을 가지고 있었기에 한국에서 '한글'을 모르면 생기는 불편함과 같았다.

대신 장점으로 어순이 같으니까, 단어만 외우면 금방 따라잡을 수 있는 회화 실력이 됐다. 우선 입으로 발음과 어휘가 익숙해지니 나중엔 내가 무슨 말을 하는지 머릿속으로 번역하기도 전에 자동으로 상황에 맞는 단어가 툭툭 튀어나왔다. 역시 언어는 운동과 같이 근육을 훈련 시키는 게 중요하다고 느꼈다.

파견하자마자 혼자 시장 가는 것, 식당에서 주문하기가 가능했고, 기관에 출근해서도 직원들과 가벼운 농담 따먹기를 주고받을 수 있었다. 문제는 일상생활에 지장이 없으니 파견 후 첫 두 달 동안 지원되는 현지어 학습비가 끝나면 언어 공부에 소홀해졌다. 암하릭어 수준의 최종 학력은 유치원 졸업으로 어린이들과의 단순한 3형식 대화 수준에 그쳤다. 그래서 에티오피아에서도 영어를 자의 반 타의 반으로 공부했는데 기관장이나 다른 상위기관 관계자와 대화할 때 영어가 암하릭어보다 조금 더 높은 수준으로 구사할 수 있었기 때문이다.

한국인들은 항상 영어를 잘 못한다고 하지만 의무교육 때부터 배워왔기에 어휘력이 나중에 배운 제2외국어보다 높은 편이다. 그리고 당연한 게 하나도 없는 에티오피아는 소독하는 용액의 종류, 손 씻기의 중요성 등 근거자료를 찾아서 교육해야 했다. 한국 자료로 가져가봤자 아무도 못 읽고, WHO(세계보건기구)에서 나온 자료여야 공신력 있다고 생각했기 때문이다. 어쩔 수 없이 영어에도 노출되었고 하루 2~3가지 영어로 된 의료보건 전문

아티클을 읽을 수밖에 없었다. 영어로 된 외국 자료를 찾아보는 것에 대한 막연한 공포가 사그라지고 자연스레 업무와 관련된 어휘력이 상승하게 된 시발점이 되었다.

두 번째 생존 언어는 중국어였다. 결혼으로 중국에 가면서 생존 현지어를 새로 배워야 했다. 중국어를 배우게 돼서 기뻤던 점은 이제 세계 어느 나라를 가도 중국 식당에서 한자를 읽고 중국어로 주문할 수 있다는 희망찬 미래가 그려진단 거였다. 아프리카에서 어느 지역을 가도 중국 음식점과 식료품점이 있었는데 중국어만 쓰는 중국인 사장님들과 소통의 어려움을 겪었기 때문에 언젠가 꼭 중국어를 배우고 싶었다. 기회가 없던 차에 잘 됐다고 생각했다. 내 직업과 대학원은 잠깐 접어두었지만, 중국어라도 건져야지, 하는 마음으로 결혼 준비와 동시에 중국어 과외 수업을 받았다.

결혼한 뒤, 신혼집 정리가 끝나기도 전에 학원에 등록해서 기초 중국어 수업을 받았다. 기본 회화로 슈퍼에서 혼자 물건을 살 수 있기까지의 기간은 암하릭어에 비해 오래 걸렸다. 가장 높은 장벽은 성조(발음의 높낮이)였고, 그다음은 한인 마을에 사는 편리함이었다. 암하릭어처럼 안녕, 하면 안녕!, 이 자동으로 입에서 나오지 않았다. 그래도 영어보다 단어 외우는 건 수월했다. 한자로 된 단어의 의미에 대한 파악이 빠르니 소리만 익히면 됐다. 영어나 암하릭처럼

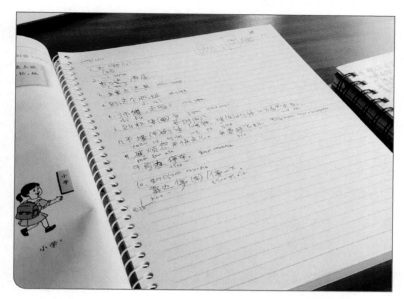

손으로 연습하던 한자와 병음

아예 다른 문화권의 언어보다 암기 속도는 빠른 편이었다.

2개월의 학원 수강이 끝나고 과외를 시작하며 다음 단계로 넘어갔다. 정식 시험을 통해 실력을 확인하고자 했다. 처음 중국에 갔을 때 목표는 청도에 있는 현지 대학원의 보건학 석사과정에 입학하는 것이었다. 대학원 진학의 외국인 최소 자격요건은 HSK

5급 210점 이상이었다.[2] 첫 단추로 4급을 보기로 했다. 중국어를 배워본 적 없고, "니하오" 성조도 몰랐던 주부가 2개월의 쌩 기초 학원 수강이 끝나고 나서 개인과외로 한족 선생님께 HSK 4급을 준비한다는 포부를 드러냈다. 과외는 2월 중순부터 했고, 시험은 4월 중순이었다. 본격적으로 시험을 위한 준비는 3월 초부터 시작했다. 평일 매일 한 시간씩 한 달 동안 과외를 받았고, 시험문제 대비는 HSK 모의고사를 무료로 볼 수 있는 앱을 내려받아 준비했다.

시험은 IBT(컴퓨터) 방식이어서 손으로 한자를 일일이 쓰지 않아도 되어 부담이 덜했다. [쓰기] 부문을 푸는 건 과외선생님과 위챗(메신저) 주고받으면서 연습했다. 중국어 기초 회화의 장벽은 높았는데 시험 내용은 깜짝 놀랄 정도로 쉬웠다. 토익은 듣기가 너무 빠르고 지문이 시간 안에 못 볼 정도로 길었다면 HSK는 달랐다. 똑같이 모국어가 아닌 외국인을 대상으로 한 시험인데 진짜 외국인을 배려하는 시험이라고 생각했다.

지역마다 특정 악센트가 각기 다른 중국어는 현지에서 듣고 말할 때는 어려웠지만 공인 시험은 표준어를 사용하기 때문에 귀에 쏙쏙 들어왔다. 반복해서 이게 정답이다, 정답이다, 하며

----

2 한어 수평 고시: 중국어계의 토익 같은 존재. 1급부터 6급이 있고 최고 급수는 6급이다. 만점 300점에서 180점을 넘기면 합격이지만 높은 점수를 요구하는 회사나 학교가 있어 가급적 240점 이상의 점수를 목표한다. 시험과목은 듣기, 독해, 쓰기 세 과목이며 4급은 중국어 회화 기본보다 조금 위의 수준. 5급은 토익으로 치면 800점 정도, 비즈니스 중국어를 다루는 정도의 수준. 6급은 대학 논술고사 수준의 지문과 어휘력을 요구한다.

초급자에게 친절했다. 마치 중국어 시험 쉬우니까 계속 배우면서 응시료 내고 더 높은 급수도 봐봐, 하는 느낌이었다.

가뿐하게 4급을 넘기고 6개월이 지난 시점에 5급을 준비했다. 2달 공부 후 턱걸이로 통과했다. 아쉽게 220점 이상의 고득점은 이루지 못했는데 4급 합격의 기쁨과 함께 과외가 끝나고 독학이 잘 이뤄지지 않았기 때문이었다. 4급 수준보다 퇴보한 채로 시험 2달 전이 되고, 단어를 외워야 문제가 보이지, 하며 기출문제를 등한시하는 어리석은 선택을 한다. 이때의 결과를 통해 외우는 단어의 개수보다 문장을 구사하는 능력이 중요한 것을 깨달았다. 시험 중국어를 치면서 새로운 외국어를 배울 때 공인된 시험이 있으면 모호한 외국어 실력을 확인하는 데 도움이 되는 걸 알았다.

현지에서 사용가능한 언어를 구사할 줄 아는 것은 사람들과 쉽게 친해질 수 있다는 도구라는 걸 알아버렸다. 암하릭어를 배우며 에티오피아 어딜 가더라도 친구를 만들 수 있다는 게 좋았다. 영어를 쓰는 것보다 현지어로 교감을 나눈다는 건 얼굴이 다르더라도 공감대를 형성할 수 있는 장점이 됐다. 중국어도 생존을 위해 배웠지만 암하릭어와 다르게 한국에서도 유용하게 써먹곤 한다. 지하철역에서 '홍익대학교'를 말하며 길을 찾는 중국인 여행객들에게 "홍위따슈에?" 하면서 길을 알려준 적도 있고, 편의점에서 중국어만 할 줄 아는 할머니와 알바생이 씨름할 때 중재를 해줄 수도 있었다. 그 외에도 한국어가 서툰 중국 사장님이 운영하는 중국음식점에 가고 싶을 때도 편하게 서로 중국어로 주문하면, 배워서 나에게 줬다는 뿌듯함을 느낀다.

　마지막은 대망의 영어였다. 한국 토박이들에게 영어를 '유창'하게 한다는 건 꽤 큰 장벽이다. 마치 한국인 여권에서 다른 나라 여권으로 바꾸는 것만큼 어려운 일이라 생각한다. 여전히 나 또한 영어가 한국어만큼 편하진 않지만, 몇 개의 시험을 통과하고 강제로 영어에 노출되면서 이제는 영어라는 장벽에 큰 존재감이 없다. 영어가 유창해졌다기보다 익숙해진 것이다. 내가 한국에 살면서 할 영어래 봤자 늘 보던 논문이나 회의 때 쓰는 일상적인 용어지, 영국 나이트클럽에서 쓰는 속어를 구사하진 않을 거니 말이다. 가끔 남편이 넷플릭스에서 영어로 말하는 시트콤이나 드라마를 볼 때면 이거 알아듣냐고 묻는다. 맥락 없이 무슨 작품인지 모르고 들으면 전혀 모른다. 단, 내 전공 관련 이야기가 있다면 어떤 상황인지는 파악할 수 있다. 내가 사용하는 업무와 공부에만 영어가 조금 더 익숙해진 것뿐이다.

　본격적인 시험 영어를 통해 실력이 향상된 건 아이엘츠(IELTS) 덕분이었다.[3] 중국어로 대학원에 가는 것보다 영어로 '온라인

3　국제 공인영어시험 중 하나로 영국, 호주, 캐나다 등 국가에서 이민과 진학을 목적으로 제시하는 시험으로 듣기/읽기/쓰기분만 아니라 원어민과 면대면으로 시행되는 말하기 시험도 있어서 시험 비용이 매우 비싸다. 토플이 20만 원이 안 되는 돈이라면 아이엘츠는 30만 원 가까운 금액이 든다.

석사과정'을 지원해서 졸업하는 게 더 빠를 것이라는 생각에 준비한 시험이었다. 듣기/읽기/쓰기/말하기, 4과목을 같은 날 혹은 이틀에 나누어 친다. 4과목 평점을 환산하여 9점 만점으로 채점하고, 유럽 공인 언어능력 평가표를 기준으로 하여 5.0부터 Basic 단계로 본다. 목표 점수는 입학 합격선인 overall 6.5였다. 단순히 평점만 나오면 되는 게 아니고 과락처럼 과목별 최저 점수가 있다. 이민은 듣기가 중요했고, 학교 입학은 쓰기에서 더 높은 점수를 요구했다. 입학하려는 학교들은 두 개 과목 모두 최저 6.0을 요구했다.

공부는 중국에서 산 지 반년이 지나 시작했다. 중국에서 영어 과외까지 받기는 부담이 돼서 인터넷 강의를 들었다. 인지도가 높은 업체의 강의와 책을 구매했다. 기출문제 1회 풀고, 무슨 시험인지 정도를 익힌 뒤 한 달 후에 한국에서 시험을 쳤고, overall 5.5가 나왔다. 소수점으로 나오니 점수 폭이 크지 않아 보여 조금만 노력하면 되겠구나, 오만했었다. 그 다음 시험을 치고 또 쳐도 5점대에서 오르지 않는 점수를 보며 혼자서는 안되겠다고 생각했다.

한국에 갈 일이 생겨서 한 달간 개인 영어 과외도 받고, 추천해 준 문제집도 풀고 한 번 더 화상영어 과외를 받아 말하기와 쓰기는 첨삭 받았다. 이 시기에 영어가 늘지 않은 데에는 공부 자체를 소홀히 한 탓도 있지만 영어에 노출되는 환경이 없어서였다. 내가 흥미를 끌 만한 요소로 지속해서 영어에 노출되며 노는 시간과 공부하는 시간을 두면 2배로 빨리 늘 수 있었을 것이다. 에티오피아에서 영어를 따로 공부하지 않아도 귀국했을 때 400점이던 토익 점수가 바로 600점이 되었듯이 말이다.

한국인 선생님에게 받은 과외와 필리핀 선생님의 화상영어 과외 모두 유용했으나 돌아보면 이런 학습 방법들은 혼자서도 충분히 실천할 수 있는 것들이었다. 듣기와 읽기는 수영 같은 기술 동작을 익히는 훈련이다. 어릴 적 수학익힘책처럼 문제집을 여러 번 풀고 문제 대응력을 길러야 한다.

먼저 듣기는 시중에 문제집이 많아서 그중 가장 단계가 낮은 걸로 시작했다. 훈련되면 시험장에선 어떤 문제가 나올지 예상이 될 정도로 수월하게 들렸다. 읽기는 더 오랜 시간이 걸렸지만, 지금까지도 논문을 읽을 때 유용하게 잘 쓰는 방법이다. 영어 문장 해석의 가장 큰 문제는 문장 구조를 못 찾아서 해석이 안 되는 것이었다. 같은 문장을 봐도 [그녀는 가방을 들고 강아지를 불렀다]를 [그녀는 가방과 강아지를 들고 누굴 불렀다]로 해석하기 일쑤였다. 과외선생님이 알려준 공부 방법은 문장의 주요 성분별 동그라미, 세모, 네모, 괄호, 형광 표시 등으로 낙서하기였다. 정답의 근거가 되는 문장 찾아서 표시하기도 빼놓지 않았다. 이

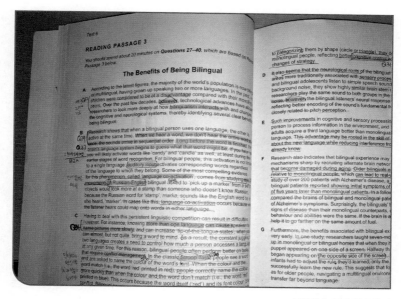

아이엘츠 읽기 공부 흔적

방법은 처음엔 시간이 오래 걸리더라도 지문 하나를 완독할 때까지 단어를 쉽게 외울 수 있다는 장점이 있었다. 당장 다음 달이 시험인데 이렇게 해서 어느 세월에 15분 안에 지문 읽고 시험 풀지, 막막했지만 이내, 생각을 바꿨다. 사다 둔 문제집은 1년 안에만 풀면 되지, 라는 생각으로 빼곡한 낙서 공부를 이어갔다.

어휘는 단기간에 늘리기 어려웠다. 단기 암기력이 현저히 떨어지는 편이라 반복 읽기가 답이었다. 단어 하나하나 외우는 게 아니라 문장 전체를 다섯 번씩 눈에 바르면 뉘앙스라도 남았다. 완벽하게 외우지 못하더라도 어떤 느낌의 단어였는지 유추할 수 있으니 다음 문장 해석이 됐고, 문제를 풀 수 있었다.

쓰기와 말하기는 필리핀 화상영어를 통해 템플릿을 받았고, 여러 유형별 연습을 했다. 실제 학교나 일터에서 자주 사용되는 문장들이었다. 시험 자체는 비쌌지만 그만큼 영어로 일할 수 있는 밑바탕을 쌓을 수 있는 시험이라 느꼈다. 영어로 말하기나 쓰기 또한 열심히 외우고 공부하면 어느 정도 성취할 수 있다. 하지만 진짜 문제는 원래 내가 갖고 있던 영어에 대한 안 좋은 습관이 있는 것이다. 중국어와 달리 영어는 문화권이 다르므로 생각하는 방식을 서구권 사람처럼 해야 하는데 그게 어려웠다.

예를 들어 '당신의 고향과 유명한 지역행사를 말해보시오.'라는 질문을 받았다면 올바른 예시는 아래와 같은 답변이다.

"제 고향은 경기도 파주고, 북한과 접경 지역에 있습니다. 유명한 지역행사는 '장단콩' 축제가 있습니다. 여기서 '장단'은 지명이고 '콩'은 콩입니다. 장단이라는 동네는 맛있는 콩이 재배되는 곳으로 지역특산물을 기념하기 위해 매년 열리는 행사입니다."

하지만 내 경우엔 뚱딴지같은 소리만 하다가 끝난다.

"어, 내 고향은 파주, 한국의 북부 동네입니다. 북한과 가까워요. 축제는, 축제, 엄…. 장단콩 축제하고 있어요. '장단'은 동네 이름인데 우리 고향(?)이에요. '콩'은 콩이에요. 이건 북한 쪽이랑 가까워요. 그러니까 그 축제는, 음, 장단에서 열리는데, 장단은 북한이랑 가까워요. 우린 북한에 갈 수 없어요. (시간 초과)"

질문의 요지를 파악하고 핵심에 대해 두괄식으로 대답해야 하는데 의식의 흐름대로 그다음 이어지는 말이 아무거나 나온 것이다. 유창성이 부족했고 평소에 한 번도 생각해 본 적 없는 질문이었기 때문이다. 나처럼 영어를 어설프게 배운 사람은 이런 버벅댐이 많아 유창성이 떨어졌다. 유창해지려는 노력은 동문서답으로 바뀌면서 원래 의도하던 이야기의 흐름과 맥락이 깨져버리는 사태를 초래했다.

위의 예시도 한국어로 적으니까, 문제점이 보였지, 그냥 말로 할 땐 무슨 얘기를 하는지도 모르는 상태가 됐다. 그렇게 화상영어 선생님은 화면 너머에서 점점 웃음을 잃어가고 나는 대환장 파티의 출구 없는 터널에서 헤맸다. 두 달을 헤매니 비슷한 주제들이 나오고, 생각을 해봤던 내용들이라 시험이 원하는 유려한 표현과 더듬지 않은 발화가 가능해졌다. 완벽히 외운

토픽이 나오면 외운 대로 술술 말할 수도 있었다.

한 번에 높은 점수를 낸 건 아니었고, 네 번째 시험에서 연습을 많이 한 주제가 얻어걸렸기 때문에 목표 달성이 가능했다. 고득점은 아니었지만 절대 오르지 않을 것처럼 고전했다 얻은 성적이라 감격스러운 결과였다.

언어의 핵심은 문화 차이라는 생각이 들었다. 어순이 같고 문화권이 같을수록 배우기는 유리했다. 신기하게 중국어를 배운 한국인들은 자기가 중국인처럼 중국어를 한다고 표현했다. 영어를 배운 한국인들은 미국에서 산 사람도 자기가 미국인처럼 영어를 한다는 사람은 없었는데 말이다. 그리고 문화 차이와 관계없이 매일 하면 늘더라는 당연한 결과가 있었다. 시험 영어나 중국어는 결국, 많이 풀고 많이 쳐보는 것이 원하는 바를 이룰 수 있게 한다. 시험은 내가 반드시 써야 하는 외국어를 구사할 수 있는 데 큰 도움이 됐다. 마찬가지 기법으로 토익을 꾸준히 풀다 보니 한 달 안에 원하던 성적을 받았다. 그래서 어떤 외국어 시험이라도 한번 해 본 사람이 금방 점수를 낼 수 있던 후기가 있던 것이다.

외국어를 배우는 건 새로운 스마트 기기를 사용하는 것과 비슷하다. 처음 사용할 땐 어려워도 한 번 쓰기 시작하면 편리하고 쉽다.

유학인 듯 유학 아닌 유학 같은

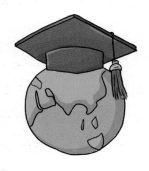

한국에서 시작하려던 보건학 석사과정이 시작도 전에 무산된 채 중국 생활을 시작했다. 중국어 열심히 해서 대학원 들어가야지, 라는 포부는 높디높은 언어 장벽 때문에 다른 방법으로 대학원을 다니게 됐다. 원래는 디스턴스 러닝(Distance Learning; 원격 교육)이라는 이름의 온라인 학위 과정인데 이젠 코로나 때문에 너도나도 다 원격이 일상화가 되면서 Online Course라고 명칭이 바뀌었다. 내가 시작한 과정은 코로나 팬데믹 1차 확산이 한창이던 2020년 5월에 열렸다. 유학을 갔던 사람들도 비대면 수업으로 바뀌면서 귀국하던 때였다. 나 또한 코로나 탓에 중국이나 일터인 방글라데시로 가지도 못하고 한국에서 온라인 석사과정을 시작했다.

팬데믹 전부터 원격 대학교/대학원은 영미권에서 역사가 깊다. 1900년대 초부터 우편 수송이 발달하면서 원거리 학습을 영국에서 도입하기 시작했고 1990년대부터 발을 들인 미국이 원격 MBA 대학원들로 돈을 벌기 시작하면서 온라인 석박사 대항해 시대가 열렸다. 우리나라와 다르게 온라인 석사 과정이 따로 인가를 받은 사이버 대학이 아니라 원래 있는 대학 안에 있는 교과과정이라서 실제 캠퍼스에서 수강한 학생과 같은 졸업장이 나온다. 우리로 치면 특수대학원(야간/주말 수업)과 비슷하다고 보면 된다. 장소에 구애받지 않고, 잘 찾아보면 자기 일정에 맞는 코스를 골라서 할 수 있다는 장점이 있다. 나처럼 유럽이나 미국이 아닌 제3국에 거주하면서 주요 명문대 대학원 졸업을 하고 싶은 사람들에게 유용하다.

일반 대학원과 마찬가지로 온라인 석사과정을 듣기 위해선 정식으로 입학원서를 제출한 뒤 합격통지를 받아야 한다. 학교마다 원하는 서식이 없어 입학원서 작성 방법을 인터넷으로 찾아 만든 뒤, 지원할 나라를 정했다. 유럽이냐 미국이냐였고 그다음은 가고 싶은 학교를 정하는 순서였다.

영국이나 유럽의 보건학 석사 제도는 미국과 비교했을 때 학교 인지도는 떨어지지만, 국제보건 및 역학조사의 역사가 유구한 장점 덕분에 연구 명성이 높았다. 무엇보다도 학비가 3배 가까이 저렴했다. 미국은 학기마다 대면 캠퍼스 세션이 필수였고, 그 비용 저 비용 다 따져보니 거의 1억 가까이 내야 졸업이 가능했다. 그에 비해 영국은 전체 2년~2.5년으로(최소기간) 총 2,000만 원 안팎이었다. 순위가 높은 학교일수록 비싸지긴 했지만 그래도 3,000만 원과 1억을 비교하자면 더 저렴한 쪽에 마음이 끌렸다.

국제 학생들에겐 아이엘츠 점수가 최대 난관이었다. 영어 점수가 없이 사전에 지원해서 조건부 합격 오퍼를 받을 순 있지만 어디까지나 점수가 만들어져야 입학이 가능하다는 전제조건은 같았다. 대학교 학부 졸업 성적은 4.5 기준에 3.75 이상 혹은 3.5 이상이 기준이나 관련 경력이 있으면 상관없다는 전제를 달아놓았다.

학교 선정은 구글에 학교 순위 검색해서 가장 많이 쓰는 순위로 골랐다. 전공별 전통과 인지도로 필터링하고 선정했다. 아마 타 분야의 사람들은 당연히 옥스퍼드, 케임브리지가 최고일 거로 생각할 테지만 전공 분야 순위로 따지면 다르다. 일반 학교 순위 말고 내가 지원할 분야 순위를 확인해야 한다. 카이스트나 포스텍이 대한민국 내 공대 계열 중 최고인 것처럼 분야마다 특성화된 교육기관이 있다. 찾은 학교 중에 의학, 간호학 순위가 영국 내에서 10위 안에 들고, 원격 수업 평가가 좋은 학교 세

Module	KCL	credit	YEAR	
Foundation	Public Health Principles & Practices	15	1st year	
PgCert	Population Health, Epidemiology & Biostatistics	15	PgCert	
	Health Protection	15		
	Health Improvement	15	2nd year	
Advanced	Leadership & Management in Organisations	15	PgDip	
PgDip	Health Economics for Public Health	15	3-select	
60	Sociology for Public Health	15		
	Health Psychology for Public Health	15		
	Mental Health in the Community	15		
	Global Health	15	3rd year	
Research	Evidence, Knowledge Management & Implementation in Public Health	15	MSc	
MSc	Social Research for Public Health	15		
	Quantitative Research Methods & Further Epidemiology & Biostatistics	15		
	Public Health Interventions & Evaluation	15		

May start
£16,380

곳을 추렸다. 최종으로 네덜란드 1곳, 영국 3곳을 지원하고 1곳만 제외하고 합격 통지를 받았다.

준비서류는 졸업장, 학부 성적표, 학업계획서, 공인영어 성적표, 추천서 2장이었다. 학업계획서는 특별히 양식은 없었지만 1장 내외로 작성하면 됐다. 한국에서 보건대학원 지원할 때 쓴 한글 학업계획서를 바탕으로 왜 공부하려는지, 무슨 일하는지, 무슨 연구할 건지 등을 작성했다. 컨설팅은 따로 안 받았고, 문법에 대한 교정만 맡겨서 제출했다.

가장 난관이었던 영어 성적을 만들고 나니 그다음 남은 게 추천서였다. 한국에서 추천서는 학부 졸업예정자가 취업을 위해 교수님이 의례적으로 써주는 것이지만 외국에선 나의 학업계획서만큼이나 중요한 요소이다. 추천인의 자격이 엄격한

Glasgow	credit	Module	Sheffield	credit
Principles of Public Health	20	Core	Key Issues in National and Global Public Health (Online)	15
Introduction to Statistical Methods	20	PgCert	Epidemiology (Online)	15
Introduction to Epidemiology	20		Health Promotion by Distance Learning	
Further Epidemiology and Statistics	20		Introduction to Statistics and Critical Appraisal (Online)	15
Globalisation and Public Health	20	Optional	Using Policy to Strengthen Health Systems (Online)	15
Health Economics	20	PgDip	**Further Statistics for Health Science Researchers (Online)**	15
Health Promotion: Principles and Practice	20	30	**Communicable Disease Control (Online)**	15
Qualitative Research Methods	20		Leading and Managing Health Services (Online)	15
Research Methods	20	Research	Introduction to Research Methods (Online)	15
Research Project	60	MSc	Systematic Approaches to Evidence Assessment (Online)	15
			Dissertation (Online)	60

April start
£15,000

September start
£11,500

지원 학교 조건 정리표

곳은 반드시 현재 정규직 교수인 사람만 가능하지만 대개 나와 관계를 맺은 오랜 경력의 사람에게 추천서를 받아 제출해도 된다.

나는 학부 때 지도교수님과 전 직장의 연구책임자 선생님께 부탁드렸다. 지원자인 내가 추천서 초안을 영어로 작성해서 두 분께 메일로 드렸다. 학업계획서와 마찬가지로 구글에서 내려받은 서식으로 추천서 초안을 작성했다. 교수님과의 추억을 떠올리며 내가 어떤 학생이었고 무슨 말을 해줬는지 등을 쓰며 얘는 잘될 거야, 공부 성실히 할 거야, 너희 학교에 기둥이 될 거야, 식으로 초안을 작성한 뒤 보냈다. 피드백으로 초안보다 더 화려하고 강력한 칭찬의 글을 써서 보내주셨다. 자기 칭찬이 인색한 사람에게 거의 국가 훈장급 수준의 추천글이었다.

합격 발표까지 최장 4~8주 걸린다고 쓰여있는데 보통 2~3일

만에 답장이 왔다. 혹, 늦는다고 생각이 든다면 무조건 메일을 보내야 한다. 서류가 묻혔을 가능성이 높다. 영어점수만 얻으면 그다음은 수월할 줄 알았으나 우리나라와 다른 학점 체계, 지원 서류의 방대함, 추천서를 얻기 위한 백만 년 만의 교수님과의 연락 등 하고 나면 별거 아니지만, 하기 전엔 귀찮고 답답한 과정들이 기다리고 있었다. 만약 지원하기 무섭고 어려워 망설인다면 일단 해당 학교 지원 사이트에 회원가입 먼저 하는 걸 추천한다. 시작이 반이라는 말이 진리다.

합격 통보 후엔 입학할 학교를 선택했다. 관련 전공자와 의논이 필요하여 추천서를 써 준 연구책임자 선생님을 찾아갔고 선생님은 듣자마자 가장 졸업이 빠르고 인지도가 높은 곳으로 가는 게 좋다고 조언했다. 결정을 내리고 회신을 보내자, 다음 날 바로 Deposit(보증금)을 안내받아 등록이 완료됐다.

개강 전주에 '입학 환영 전화를 예약하세요'로 시작되는 메일이 와 있었다. Student Success Advisor[4]라는 직책의 담당자 소개가 있었고, 달력 계정에 전화 예약 버튼이 있었다. 입학 환영 국제전화가 예약한 시간에 딱 맞춰 왔다. 간단한 자기소개와 함께 이러저러한 내 상황을 물어봤다. 학비를 어디서 조달하는지, 장학금 여부, 회사에서 학비를 지원하는지, 가족이 몇인지, 공부에

---

4 영·미 대학에는 지도교수 외에 학생의 학과 생활을 전담 마크하는 학교 직원들이 배정된다.

할애해야 할 시간은 주당 21시간 정도고, 주로 어느 때에 공부할 수 있는지 등에 관한 것이었다. 전화를 다 하고 나니 자정이 넘었고 아침에 메일이 와 있었다. 먼저 내 시간표를 짜는 계정이 있었고, 다음 주에는 언제부터 학교에서 이메일 계정을 등록해서 알려주는지, 등록하는 방법, 월별로 수강하는 과목 첨부파일 등이 들어있었다. 시간표 짜는 계정을 클릭해서 들어가니 개인정보를 입력하는 칸이 떴다.

보통 정보와는 다른 칸들이 눈에 띄었다. 근무 시간, 출/퇴근 시간, 여가 시간 등을 묻더니 가족한테 할애하는 시간도 물었다. 다 작성하고 나면 내가 답한 일정대로 짰을 때 대학원 공부에 할애할 수 있는 시간이 21시간이 되는지 표로 보여줬다. 온라인으로 수강하는 최대 단점인 시간 관리 부족과 면대면 수업이 불가능한 단점을 최대한 보완하고자 학생의 모든 사항을 꼼꼼하게 관리하려는 시스템이었다. 지원 전부터 느꼈지만, 학생 관리가 잘 된다는 느낌을 받았다. 물론, 돈을 벌 수 있으니 투자하는 게 당연하다만, 돈만 받고 나 몰라라 하지 않는 체계적인 시스템이다.

졸업까지 들어야 할 과목은 총 13개였고, 한 개의 과목은 7주간 수업이 진행되며 중간중간 크고 작은 리포트와 에세이가 존재했다. 이 중 과목이 통과되는 성적은 최종 과제만으로 일정 점수를 받아 통과해야만 했다. 그래야 다음 과목을 들을 수 있는 구조였다. 최종 과제 제출로 7주가 끝나면 일주일의 휴식기를 주고 학생들은 등록금을 낸다. 등록금은 한국처럼 학기마다 내는 게 아니라 1개의 모듈이 끝날 때마다 결제한다. 들은 수업료만큼 돈을 내는 개념이다. 두 달에 한 번씩 한 달 치 월급을 지급하는 셈이었다.

모든 영상과 자료는 인터넷 속도에 구애받지 않도록 5분을 넘기지 않게 나뉘어 있었고, 동영상 끊김으로 인해 원활한 진행이 안 될 경우를 대비해 영상 아래 강의록을 한 번에 볼 수 있도록 했다. 해당 스크립트를 클릭하면 자동으로 해당 영상을 학습한 것으로 표시된다. 수업은 교수님의 얼굴이 아닌 수업내용만 보여준다. 간단히 클릭만 해서 끝나는 수업이라면 그 많은 돈을 내게 만들었을까. 매주 열리는 실시간 온라인 미팅인 '화상 토론회(Webinar; 웨비나)'와 모든 학생의 육중한 짐인 과제가 첩첩산중으로 쌓여있었다. 온라인이라고 간단한 과정이 아니었다.

진짜 문제는 성적이었다. 유학 다녀온 사람은 익숙하지만 나 같은 토종 한국인에게 몹시 난해한 점수체계였다. 0점에서 가점되는 요인들로 점수가 채워지는 형식이며 100점 만점에서 마이너스 요소들로 인해 점수가 감점되는 한국 대학원들과

정반대였다. 이게 무슨 뜻이냐면, 한국에선 90점 이상의 A+은 일상적이지만 영국에서 A+인 70점 이상을 맞는건 한두명만 있을 정도로 비일상적이란 뜻이다. 대다수의 학생들은 50점을 넘기는 PASS를 받냐, 안받냐로 성적이 나온다. 50점이 나오지 않는 건, Fail이라는 뜻이고 우리가 알고 있는 그 'F'란 의미와 똑같다.

결과적으로 난 첫 번째 형성평가에서 F를 맞았다. 고로, 망했었다. 문법도 엉망이었으나 가장 큰 요인은 논리성의 부족이었다. 앞뒤가 안 맞고 앞에 있는 주장을 뒷받침할 근거 제시가 부족한 게 내 F의 결정적 요인이었다. 다행인지, 불행인지 채팅방의 동기들이 함께 포효하며 그 괴로움을 달랬다. 걱정돼서 담당 Advisor에게 마지막 과제 F 뜨면 어떻게 되는지 소상히 물어봤다.

"괜찮아. 한 번 더 제출할 기회가 있고, 제출 기한은 그 다음 모듈 과제랑 같이 내면 돼."

하고 시원하게 얘기하시길래 아, 두 번째만 제출하면 무조건 패스구나, 그나마 다행이네, 했더랬다. 나중에 한 과목이 끝나고 나서 깨달았다. 2번째도 F면 어떻게 되는가. 아?! 그러네. 이 가혹한 채점의 세계 속에서 두 번째도 페일하지 않으리란 법은 없지. 미처 생각을 못 했다. 결론은 두 번째 제출에서도 F가 뜨면 그냥 '강제 퇴학'이다. 더 이상 모듈을 들을 자격이 없어진다.

으아?! 생각도 못 한 일이었다. 온라인이라며, 돈 주면 딸 수 있는 학위 아니냐며, 다시 안내문을 확인해 보니 역시 가혹하고 냉정한 점수의 세계였다. 누가 돈 주고 졸업장 샀냐고 한다면 그건 정말 화가 날 것 같다. 돈 주고 못 사니까 말이다.

학교도 학생을 잃으면 그만큼의 학비가 마이너스이기 때문에 최대한 학생의 머리끄덩이를 잡고 완수할 수 있게 여러 장치들을 해둔다. 교양 강의처럼 논문 작성법 강의가 주제별로 있고, 1:1로 논문 지도해 주는 프로그램도 있었다. 학교에서 선발한 자원봉사자인 박사과정생들과 연결되어 과제나 대학원 생활을 하며 겪는 고충에 대해 건전한 피드백을 받을 수 있었다.

나도 도움을 받았다. 암담한 결과물이었던 첫 과제와 채점 피드백을 보고는 서론부터 뭘 써야 할지 또박또박 말해줬다. 결론은 하나. "Answer the question." 딴소리하지 말고 질문에 답변해라. 중언부언하지 말고 짧게 짧게 문장을 써서 답변해라. 사람마다 스타일이 있겠지만 잘 쓰는 친구들은 짧고 간결한 문장으로 작성했다. 초등학생이 쓴 것 같은 간결한 문체를 써야했다. 영어를 잘 못하니까 길고 어렵게 써야만 하는 줄 알던 내게 경종을 울리는 시간이었다. 그렇게 다시 과제를 수정하여 올렸고, 충분하다는 답변을 받고 무사히 제출했다.

그리고 시간은 흘러 졸업을 위한 13개의 과목 중 6번째 과목을 지나고 있었다. 이때는 최장 근로 시간과 임신으로 인한 최악의 컨디션인 상태였다. 그 결과로 형편없는 점수를 맞으며 중도 탈락의 갈림길에 서 있었다. 학교에선 다시 한번 더 기회를 달라는 편지를 작성하라고 했다. 이 요청서는 Academic appeal이라고 불리는 편지로 학생회의 도움을 받아서 작성하면 된다고 했다.

온라인 과정이지만 비대면으로 주는 조언과 도움들은 참으로 유용했다. 어느 정도인가 하면, 개떡같은 내 영어를 듣고 최대한 쉬운 말과 정확한 표현들로 이해를 도왔다. 초등학생 같은 단순한 표현에도 찰떡같이 알아듣고 정답을 알려줬다. 당시에는 챗GPT가 없던 때라 정보를 어디서 구해야 하나 막막했는데 학교는 다 계획이 있었다.

과로를 위한 증빙서류에는 당시 부서장의 손 글씨로 적은 편지여도 상관없고, 출근 기록지를 내도 상관없었다. 내가 가진 건 초과수당 기록뿐이라서 번역 공증을 받았고, 임신 때문에 발생한 건강상 이유도 영문진단서를 발급받아 제출했다.

무사히 요청서는 통과됐고 한 번 더 과제를 제출해도 된다는 기회를 얻었다. 새로 제출한 과제도 담당 과목의 교수님과 비대면 미팅을 통해 첨삭을 받았다. 친절하게 처음부터 잘못된 내 과제를 찬찬히 읽어보고는 포인트를 잡는 것부터 알려줬고, 불명예스럽게 마무리되지 않도록 해줬다.

계속 온라인 석사를 완수할 수 있었지만, 한국에 남아있기로 하면서 국내 대학원에 입학했고, 두 과정을 병행할 수 없다는 방침으로 인해 수료로 마무리했다. 정확히는 '이수증'을 받았다. Certificate, 수업이나 프로그램을 들었다는 증명서이다. Degree도 Diploma도 아니기에 어디 가서 정식으로 영국에서 대학원을 졸업했다고 내밀 수 없는 종이이다. 그럼에도 남는 게 있었다. 수업 중 쏟아지는 질문 속에 덩달아 질문하는 버릇이 생겼다. 그리고 피드백이 필요하면 언제든 교수님이나 선배들에게 가서 물어보는, 토종 한국 학생답지 않은 습관이 생겼다. 부수적으론 동기들과 메신저를 쓰면서 영국 속담과 영어로 쓰는 채팅 용어들을 배울 수 있었다.

다시 대학원을 시작할 수 있던 나를 설레게 한 온라인 석사 과정이었다. 수료증만 남은 온라인 석사 과정이었지만 지울 수 없는 괜찮은 습관을 남겨줘, 등록금이 아깝지 않았다. 이로써 뭐든 인생에 쓸데없는 것은 없다는 신조가 한 번 더 확고해졌다.

뺨을 맞아도 행복한 일

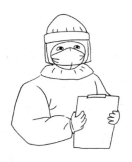

2주 안에 가기로 한 방글라데시 파견은 7개월이 지나도 못 갔다. 신혼집이 있는 중국행 하늘길도 열리지 않았다. 남편은 어차피 해야 할 퇴사가 늦춰진 거로 생각하고 이제라도 사직서를 내고 한국으로 가겠다고 했다. 그사이 나는 출근하던 서울 사무실 근처에 방을 얻어 친정집에서 나왔다. 남편의 자가격리 공간도 필요했고, 파견이 무기한 연기된 시점에서 부부 둘만의 공간이 필요해서였기도 했다. 그즈음 코로나로 필요한 인력 중 역학조사관이 대두되고 있었고 간호사도 지원할 수 있더라는 소식을 같은 회사 팀장님의 귀띔으로 알게 되었다.

메르스 이후로 전국에 100명대에 가까운 역학조사관을

채용할 수 있었다.[5] 그러나 이는 당시 질병관리본부 산하에 둘 수 있는 조사관 수를 늘리는 것이었지, 시군구마다 뽑을 수 있는 인원이 늘어난 것은 아니었다. 코로나 팬데믹이 터지고 나서야 지방마다 당장 불을 끌 소방수인 역학조사관이 필요해졌다. 멀리 청주(질병관리청), 시/도에서 중앙역학조사관 혹은 민간 역학조사관들이 급파되어 오니 시간이 생명인 감염병의 저지에 차질이 생긴 탓이었다.

그런 배경으로 갑자기 생각지도 못하게 '현장'에서 일할 수 있으며 감염병 관련 경력을 쌓을 수 있는 채용의 문이 열린 것이다. 그것도 아주 많이. 급여도 기존에 다니던 회사들보다 후한 편이었다. 임기제 공무원은 정규직 공무원과 달리 기간에 정함이 있는 자리여서 상여나 기타 수당 등이 기본급여로 포함되어 대기업 초봉 정도가 됐기 때문이었다. 한동안 집안의 가장이 될 것이 자명했기 때문에 현실적인 보수와 계약 기간 만료 후의 미래에 대해 걱정하지 않을 수가 없었다. 여러 환경과 조건을 따져본 뒤 남편에게 상의했고 적극적으로 지지해 주었다. 무수한 고민을 뒤로하고 지원서를 작성했다.

고민이 많았던 이유는 나이도 앞자리가 바뀌고, 또 다른 조각경력이 만들어지기 때문이었다. 국제보건으론 해외에

5 의협신문. "메르스 사태 1년 무엇을 남겼나?"

나가지도 않은 10개월이 관련 경력의 전부가 되어버린다. 다시 국제보건을 하고 싶어도 10개월짜리 경력을 보곤, 문제가 있었을 것이란 생각들로 서류에서 거를 것이다. 국제보건이 싫거나 회사가 맘에 들지 않아서가 아니라 아쉬움이 클 것 같아 밤새워 고민했다. 그런데도 이직을 결정한 이유는 의사만 뽑던 자리에 감염병 역학 경력이 없어도 조사/연구하는 업무를 맡게 해준다니, 천의 기회라고 생각했다.

공무원 서류접수는 무조건 우편으로 직접 출력한 종이들을 우편통 상환(우편으로 보내는 현금의 일종)을 사서 동봉해야 한다. 이 무슨 석기시대 같은 구시대적인 일이란 말인가. 여기서부터 공직 사회의 올드함을 느꼈다. 심지어 경력증명서도 이전 회사에서 떼어준 대로 가져가면 반환당할 수 있다. 원하는 항목과 내용들을 꼭 확인받아서 다시 작성 부탁한 후 출력해야 한다. 문제는 그 원하는 조건이 매우 수두룩하다는 것. 하나라도 안 맞으면 경력이 인정 안 될 수 있다고 한다. 젠장, 그동안 다닌 회사들의 인사처에 연락해서 모든 경력증명서를 다시 작성해 달라 요청하고 출력하여 등기로 보냈다. 빠진 서류가 있으면 보내라고 연락이 온다. 이상이 없으면, 수험표를 이메일로 보내 주거나 문자로 수험번호를 알려준다. 결과 발표 또한 개인정보 공개의 위험이 있어 수험번호만으로 발표한다.

기존에 쭉 뽑아왔던 자리라면 계약이 완료된 전임자가 면접을 볼 것이며 그가 내정자일 확률이 높다고 한다. 그러나 역학조사관을 시군구 지자체에서 자체적으로 뽑는 것은 공중보건의를 데려오는 것 말고는 없었으니, 내정자가 없었다. 서류는 가뿐히 통과하여 면접 일정이 공지되면 연차를 내고 면접을 봤다. 시험장은 시청이나 본청의 별관에서 진행했다. 아날로그 방식으로 면접관이 채점할 채점표에 이름과 수험번호를 수기로 작성했다. 휴대전화를 걷어간 뒤 길면 2~3시간, 짧으면 30분을 멍하니 기다렸다.

면접관은 내외부 위원들이 섞여 총 5인이 앉아있었다. 분위기는 역시, 시기가 시기인 만큼 희생과 봉사 등 힘든 불구덩이로 뛰어드는 너의 포부를 들어보자, 식으로 물었다. 그럼 내가 그럴듯하게 답했다. 내가 가진 경력과 지금 투입되는 일의 연관성을 피력하는 것도 필요하지만 결국, 내가 얼마나 공직자로서 뼈와 살을 분리해 각오를 다질 것인지가 중요했다. 감염의 위험성이 있는 직업군이니 가족 관계, 중간에 이탈하진 않을지 등을 주의 깊게 물어봤다. 사명과 헌신이라는 적당히 오그라드는 단어들을 조합해 포부를 드러냈다.

나의 강점으로는 병동 간호사 경력과 역학연구를 해 본 경험, 그리고 젊은 나이였다. 단점은 경력 단절에 조각 경력이었다. 가는

곳마다 듣는 조각 경력이라 꺼려진다는 말을 들을 때마다 딱히 할 말이 없다고 남편에게 푸념하니,

"그냥 나 때문이라고 해. 남편 놈이 결혼하자고 죽자 살자 매달려서 때려치우고 가서 이 모양이에요. 이젠 그놈이 직장 때려치워서 가장이 되어야 한다고 강하게 밀어붙이라고!"

했다. 차마 그렇게 말할 순 없어 그냥 대충 얼버무리고 나왔다. 뭐라 말해도 내 경력이 일 년 뭐시기인 건 사실이었기 때문이었다.

한 곳, 두 곳, 세 곳 등등 한 번에 합격이 되지 않아 계속해서 지원서 넣고, 면접 보는 것이 한두 달간의 일상이 되었다. 처음엔 호기롭게 삼세번 안에 끝나겠지, 했는데 떨어지기를 반복하다가 5번째에서 결론이 났다. 가장 원하던 급수로 지금 사는 집과 그다지 멀지 않은 지자체 한 군데에 합격했다. 지난했던 시간을 보내면서 내 길이 아닌가 보다, 하고 포기하려 했지만, 배우자를 통한 강제 동기부여를 받아서 결국 원하는 결과를 받아냈다. 그리하여 한국에 정착하게 되면서 길지도, 짧지도 않았던 국제보건 사업이라는 조각 경력의 한 축이 마무리되었다.

새로 얻은 직장에서의 직무는 역학조사, 직위는 시간선택제 다급, 호칭은 '주사'. 보건소 내 감염병을 담당하는 행정과에 예속되고, 당장은 기초조사 및 수반되는 행정업무를 배웠다.

기관엔 공중보건의사인 경기도에서 파견한 역학조사관들이 있었다. 한두 달 뒤면 이들의 파견이 종료되기에 그때까지 지자체가 채용하고 교육한 역학조사관이 독립적인 임무를 수행할 수 있어야 했다.

출근 첫날은 계정 접근의 권한도 없는 상태에서 오리엔테이션도 받지 못했다. 그도 그럴 것이 지역 사상 최대의 확진자가 동시다발적으로 발생한 날이었기 때문이었다. 초동대처가 중요한 만큼 신규들을 쳐다볼 여력은 그 누구에게도 없었다. 다행히 같이 신규로 발령 난 주사님 한 분이 보건소 공무직으로 근무하던 분이라서 계정 발급 절차 등을 도와주고, 일을 알려주었다. 근무지는 보건소 가장 위층의 사무실이었다. 우리가 아는 간호직, 보건직 공무원 중 대민 업무보다 행정 업무를 더 많이 하는 직군이 있는 곳이었다. 나머지 층은 진료실, 물리치료실, 예방접종실 등 시민이 왕래하는 공간이었으나 코로나로 인해 폐쇄되고 파견 나온 역학조사관 임시 사무실과 방역 물품 창고로 쓰이고 있었다.

학생 때 실습하러 갔던 보건소 분위기와 확연히 달랐다. 긴급하고 빠른 판단력이 있어야 하므로 흔히 말하는 공무원에 대한 '느린 일 처리', '편하게 일함'이라는 수식어는 찾아볼 수가 없었다. 병원에 처음 입사한 신규간호사가 된 기분이었다. 상위기관에서 내려온 지침서를 알아서 숙지하고 바로 일에 투입되는 식이었다. 경력직으로 뽑았으니, 일을 다 안다는 전제하에 가르쳐줬다. 그러니 상황 판단이 필요한 일들은 일일이 물어볼 수밖에 없었다. 그나마 공공기관에서 연구원으로 일한 경력이 있어 공문이나 내부망 사용 등의 환경을 이해하고 있어 빠른 업무 파악에 도움이 됐다. 눈치로 보고 귀로 듣고 자잘한 부분들을 습득하고, 영 판단이 서질 않으면 직접 가서 물어봤다.

법정전염병에 따라 확진자가 발생하면 몇 시간 이내에 질병관리청 사이트에 보고가 완료돼야 했다. 이 부분이 향후 24시간 업무 전화를 붙들며 일할 수밖에 없던 가혹한 환경이 되었다. 조사한 모든 것은 시/도와 질병관리청에 보고되어 나도 모르는 사이, 재난 문자가 나가고, 현장 조사 나가고, 추가 동선 확보 자료들이 메신저와 메일 등으로 오갔다.

한 명의 확진자에게 확인할 긴급한 내용들은 30분이 되지 않아 조사됐다. 정석대로만 한다면 그들과 관련된 접촉자들을 추리고, 통보하고, 방역하고, 외부인들 출입을 막는 데까지 단 몇 시간 만에 해결이 돼야 한다. 문제는, 완벽하지 않은 기억력과 현장과 진술의 불일치 등이다. 현장 가서 확인까지 몇 시간이지만 만일 불일치 하는 부분이 있다면 다시 조사하고 추가 자료를 확보해야 한다. 그럼 하루가 걸릴 수도 있는 것이며 그 사이 접촉자들에게 통보가 늦어 적절한 시간 안에 조치하는 것이 불가하다. 시스템이 통제하는 게 아닌, 사람과 사람이 하는 일이다 보니 이런 어려움이 있었다.

워밍업이 끝나고 본격적으로 확진자를 맡아서 인터뷰도 하고 보고서도 작성하고, 전산 입력도 완료하는 일을 하게 됐다. 확진자별 역학 조사서를 만들고 타시 동선을 확인하는 공문 열람도 빨라졌다. 통합시스템도 자꾸 들어가다 보니 익숙해져서 신속하게 확진자 상세 정보를 파악할 수 있었다. 근무는 비상사태이기 때문에 비상 상시 조가 있었다. 기본 오후 8시까지 근무라고 표에는 나오지만, 실제 퇴근은 밤 9시에서 10시까지가 일상이었고, 그마저도 자정을 넘기기 일쑤였다.

역학조사 일에서 가장 힘든 점은 확진자보다 접촉자 분류와 연락이었다. 밀접 접촉자, 능동 감시, 수동 감시, 이 세 가지는 접촉자를 분류하는 기준이 된다. 건물 환경, 사람들 간의 접촉 정도를 판단하는 것은 조사관 개인차가 있을 수는 있지만 국내/외 연구를 통해 만들어진 지침의 테두리 안에서 크게 벗어나지 않는다. 마스크를 벗었고!, 식사했고!, 집에 같이 있었다면! 자가 격리자에 속한다.

하지만 접촉자 분류에 순순히 따라주지 않는 현실이 있었다. 주된 원인은 생계유지. 직장인이 얼마 없는 소규모 회사면 2주간

문을 닫아야만 하니 간청하기도, 윽박지르기도 했다. 반응은 어떤 것이든 상관없었으나 문제는 끝끝내 설득되지 않고 수칙을 어기겠다고 하는 분들이었다. 안 그래도 힘들다고 하시는데 구상권까지 청구 당하게 하고 싶지 않으니 제발 우리 얘기를 잘 들어주시라, 부탁했다.

이것 하나뿐이겠는가. 답답한 건 팬데믹이 정부가 하나부터 열까지 수발을 들어서 개인을 모셔가야 하는 상황이 아니라는 점이다. 확진되거나 격리자가 되면 손 하나 움직이지 않는 고급 호텔 서비스라고 생각하는 사람들이 더러 있었다. 확진자는 병원이나 치료센터에 가기 전까지 집에서 대기를 해야 하고, 격리자는 가까운 관할 보건소에서 검사받고 집으로 와 격리를 시작해야 한다. 모든 과정은 유선으로 통보되며 침상 환자나 거동이 힘든 분들만 이송 전담반을 통해 검사를 나가는 것 외에 일반인들은 본인의 자가용을 운전하거나 도보로 걸어와야 한다. 대중교통을 이용하면 타인과 접촉 가능성이 있기 때문에 주의하여 이동하라 안내한다. 대다수는 안내대로 따라주었으나 가끔씩 왜 구급차로 호송하지 않냐고 따져 묻는 사람들도 있었다.

물론, 내 잘못이 아닌데 억울하게 일도 못 하고, 나가지도 못하며 귀찮고 아픈 검사(코에 면봉을 넣을 때 따끔하다)를 해야 하는 심정은 백번 수긍이 되지만 한두 명 확진되었던 사스 같은 상황이 아닌지라 지원이 미흡한 점에 대한 이해가 필요한데 전혀 협조가 안 되는 경우가 발생할 때마다 당황스러울 때가 많았다. 팬데믹 선언은 2020년 3월에 터졌다. 1년이 채 안 되는 시간 동안 변화무쌍하게 대응하고 조사하여 더 큰 확산을 막아왔다. 그동안의 경험이 쌓였지만 1,000명대 확진자는 너도나도 처음 겪는 일이 아니던가. 연신 죄송하다는 말밖에 할 수 없는 하루하루였다.

신입이라 아무것도 모른다고 초보운전 팻말 하나로 여기저기 치고받는 실수 연발의 시간을 보냈다. 여유롭고 재미있던 국제보건 일을 박차고 나온 건 내 선택이었다. 인제 와서 한 달 만에 그만둘 순 없다고 이를 악물고 버텼다. 버티기 힘들 때면, 내가 싫은 것이 일인가, 상황인가, 생각해 봤다. 일이 싫지는 않았다. 같이 일하는 사람들도 나쁜 사람은 없었다. 급여도 내가 받아봤던 보수 대비 가장 높았다. 단 하나, 코로나가 너무 기승을 부린다는 것만 빼면 다닐 수 있겠다는 결론이 났다. 그마저도 일 자체가 익숙해지면 괜찮아지겠다고 판단했다. 게다가 몇 번의 면접에서 고배를 마시고 겨우 입사한 곳이기에 힘들지만, 고맙기도 한 자리였다.

한 지자체에서 면접을 볼 때, 작정하고 나의 경력을 물고 늘어지며 압박하던 게 생각이 났다.

"밤에도 전화 가고, 새벽에도 출근해야 해요. 주말은 당연히 없고요. 요즘 사람들 일과 삶의 균형 중요시한다는데 괜찮겠어요? 경력도 다 짧은데?"

어찌어찌 답변했지만, 썩 유쾌하진 않았다.

'일하기만 해 봐라. 출근하지 말래도 할 거다. 두고 봐라.'

출근하지 말래도 하는 상황은 없었지만 정말 두고 보라는 식으로 열심히 했다. 퇴근해서 한밤중에도 확진자가 생기면 전화를 받았다. 내 직무가 휴일 근무, 야근을 당연시해도 그러려고 들어온 거니까 불만 없이 나름대로 최선을 다했다.

일이 익숙해진다고 각양각색의 사람들까지 쉬워지는 건 아니었다. '세상엔 두 부류의 사람이 있다.', 라는 말처럼 양극단에 선 사람들이 있었다.

코 로 나 : 이름만 들어도 옮아서 죽을 것 같은 병 vs 감기보다도 못한 병
자 가 격 리 : 나는 죄수가 아냐 vs 오, 달콤한 유급휴가
선 별 검 사 : 내 코를 찌르려거든 내 목을 쳐라! vs 앗싸! 공짜 검사

현장에서 보면 중간인 사람은 이다지도 없는지 괴로울 지경이었다.

자가격리 중이던 신생아의 아버지는 한겨울, 보일러도 없는 베란다에서 혼자 격리했다. 아이와 엄마에게 혹시라도 격리 중에 확진이 나오게 되면 옮길까 봐서였다. 반대로 어떤 가정에선 어차피 다 걸릴 거, 자가격리 동안 격리 대상이 아닌 아이와 배우자랑 밥 먹고 접촉하다가 한꺼번에 확진되어 후송되었다.

학생과 대기업의 직원들은 너도나도 확진자와 같이 있었노라고 고해성사 전화가 쏟아졌고, 교회와 외국인 노동자들은 지시대로 확진자와 본 적도 없다고 둘러댔다. 수동검사자로 검사를 받으러 오란 문자에도 꿈쩍 안 하는 사람들이 있는가 하면, 확진자와 멀리 떨어져 있어 격리자로 분류되지 않자 내가 왜 자가격리가 아니냐며 폭언을 퍼부은 사람들도 있었다.

가장 가슴 아팠던 사연은 50~60대 젊은 중년층이 가벼운 증세로 시작해서 상태가 급격히 악화하여 중환자실에서 사망선고를 받거나 자가격리 중 사망한 사건들이었다. 감염 확산으로 여러 변이가 생겨 갑작스러운 사망이 발생하면서 촉각을 곤두세우던 시기였다. 사망자 수습을 하는 동시에 대형교회에서 확진자가 발생한 적이 있었다. 확진자가 발생한 교회의 교인들에게 코로나 검사 안내 문자를 보냈고 곧이어 담당 목사님의 전화가 왔다.

"문자 내용이 마음에 들지 않네요. 교회가 확진자를 만든 것 같은 뉘앙스니 다시 정정 문자 보내세요."

어처구니가 없었지만 시키는 대로 수정한 문자를 검토받고 다시 전송했다. 그러자 이번엔 장로님에게서 전화가 왔다. 그 전화를 통해 뱃속 태아는 생애 최초로 장로님께 기도를 받는 대신, 상욕을 받았다. 기도를 많이 하시는 분이라 그런지 아주 찰지고 기운찬 워딩이었다.

코로나로 사망자가 속출하여 예방을 위해 검사를 하라 했다고, 예배 모임을 중지시킨 사탄이 된 것이다. 모태신앙으로 우리 할머니가 권사님이요, 작은 아빠가 장로인, 뱃속에 8주 차 태아를 배고 있는 내가 사탄이라니, 그날은 입덧하며 변기통을 붙잡고 펑펑 울었다.

그런데도 그만두고 싶지 않았다. 시간 가는 줄 모르는 일을 하고 있기 때문이었다. 12시간 근무 자체의 노동량은 고됐으나 지루한 시간은 아니었다. 매일 매분 매초가 새로운 일의 연속이었고, 욕은 먹을지언정 더 많은 질병의 확산을 예방할 수 있었다. 전염병 역학이 중독성 있는 이유는 눈에 띄는 변화와 추이가 있어서다. 정부의 지침으로 역학조사와 선제 검사 등 예방을 위한 중재가 발휘되면 확진 속도는 급감하는 게 눈에 보였다. 그리고 사람들의 "고생하시네요.", "수고하십니다.", "고맙습니다.", 한 마디는 의미 있는 일로 느껴지며 격려가 되었다.

「말하는 대로」라는 거리 강연 프로에서 허성태 배우가 영화 [밀정]에서 송강호 배우에게 뺨을 맞는 장면을 찍으며 '뺨을 맞고도 행복한 일'을 하고 있어 기적 같다고 했다. 입덧하고 펑펑 운 그날은 뺨을 맞은 날이었는데 일에 대한 회의는 없었다. 그냥 뺨을 맞은 볼이 얼얼했을 뿐이었지, 일이 싫지 않았다. 오히려 이런 상황에서도 보건이나 역학을 하고 싶어 하는 나 자신을 보며 뺨을 맞아도 행복하다는 말에 동의했다.

직장이 주는 안락함과 워라밸이 최고인 줄 알았는데 실은 의미 있고 재미있는 일이라면 뺨 따위야 맞아도 별로 문제가 되지 않았단 사실을 깨달았다.

Q & A 역학조사관

Q 역학조사관은 의사만 할 수 있나요?

A 메르스와 코로나 이전에는 그랬어요. 여전히 상위 급수 이상은 의사 면허 소지자에 한하여 채용하지만, 채용기관이 대폭 확대되면서 간호사도 지원할 수 있는 창구가 많이 생겼어요. 감염병 법안이 통과되고부터 인구 10만 이상인 시군구 지자체에서 자율적으로 인원을 채용해야 하므로 보건학, 간호학, 의료보건 계통 전공의 대학 졸업장과 유사 경력이 있으면 지원할 수 있어요.

뽑히는 확률은 간호사 면허보다 역학이나 보건학으로 감염병 연구나 조사를 해본 경험을 더 중요하게 보는 경향이 있어요. 그런데도 속속

간호학 출신 역학조사관이 수습 기관을 마치고 정식 역학조사관으로 시/도에 발령받거나 질병관리청에 정착했다는 기사가 나오고 있으니 관심 있다면 준비해서 도전해 보는 것을 추천해요.[6]

전문임기제 가급 (공무원 4-5급 수준)	○ 의사 면허증 소지 후 관련 분야 4년 이상 연구 또는 근무 경력자 [관련분야] 의료기관/ 정부기관/ 기업체/ 실험실/ 학계 등에서 보건, 의료 경력
전문임기제 나급 (공무원 5-6급 수준)	[학위분야] 의학, 간호학, 수의학, 약학, 보건학 [직무분야] 의료기관/ 정부기관/ 기업체/ 실험실/ 학계 등에서 보건, 의료 경력 ○ 임용예정 직무분야와 관련된 박사학위를 취득한 사람 ○ 임용예정 직무분야와 관련된 석사학위를 취득한 후 2년 이상 해당 분야의 경력이 있는 사람
전문임기제 다급 (공무원 6-7급 수준)	○ 학위, 직무분야는 나급과 공통 ○ 임용예정 직무분야와 관련된 석사학위를 취득한 사람 ○ 임용예정 직무분야와 관련된 학사학위를 취득한 후 2년 이상 해당 분야의 경력이 있는 사람

표 7. 역학조사관 응시자격

....

6 조선일보, "확진자 2440명 맡은 간호사, 경북 1호 전문 역학조사관 됐다."

역학조사관을 하려면 대학원에 가야 하나요?

역학조사관은 1단계 수습 역학조사관이 있고, 2단계 전문 A
역학조사관이 있어요. 업무상 이 둘의 차이는 크지 않지만 전문 인력
양성을 위해 2개의 단계로 나누어 필수교육을 이수하게 만들었어요.
역학조사관 직무로 발령을 받고 2년간 온라인 교육과 집합교육을
수료하고 정해진 학회와 학회지에 발표와 논문 출판의 조건을
완수해야 하죠. 2단계가 되면 전문 역학조사관으로 발령을 받게 되고
이후에는 보수교육처럼 교육받는 단계가 돼요. 박사 졸업하고 온 사람도
있을 것이고, 학사만 하고 오신 분도 있을 텐데 아마 하다 보면 배움에
목말라 학교에 가야겠다고 생각할 수 있어요. 그래서 학교생활과
병행할 수도 있고요. 수습 교육을 잘 따라가면 한번 생긴 자리가 잘
없어지진 않아서 계속 근무하며 2단계 전문 역학조사관에서 공무원
유학이나 다른 제도를 통해 추가 교육을 받을 수도 있어요.

Q 역학조사관이 되려면 대학원만 나와도 되나요?

어떤 경우는 그럴 수도 있고, 아닐 수도 있어요. 역학조사관은 지자체나 A
질병관리청 혹은 지역별 공공의료지원단 등의 역학조사를 하는
기관에서 채용하는데요. 학사만 졸업하고도 관련 경력이 있으면
뽑을수도 있고, 관련 경력보다 학위가 더 중요하다고 판단하면 석/박사
학위 보유자를 뽑기도 해요.

Q 역학조사관 급여나 처우는 어떤가요?

A 급여는 개인별 많다/적다 느낌의 차이가 있지만 일반 공무원 보수보단 높아요. 공무원 호봉제를 따르지 않고 사회 경력에 따른 연봉제를 따르기 때문이에요. 기타 수당도 같은 직렬의 보건소 공무원들이 받는 수당이나 연차 등을 똑같이 받고요. 대신, 인사 이동이 없어서 한 번 맡은 직무는 좋든 싫든 바뀌지 않아요. 정규 공무원들은 바쁜 시기에도 꼭 가야 하는 필수 교육을 위한 공가를 받고 잘 가는데 임기제나 시간선택제로 있는 역학조사관은 동일한 대우를 받지 못할 수 있어요.

복지는 일반적으로 알던 공무원 복지체계를 따르고 있으니, 보통의 중소기업보다 받는 혜택이 많다고 생각해요. 근무환경은 공무원이다 보니 코로나 때처럼 위급상황에서는 근로기준법보다 상부의 지시를 우선하게 돼요. 그만큼 사명감이 있는 사람을 뽑으려고 하고요. 이런 부분에서 준비가 됐다면 적성에 맞다고 생각해요.

마니또가 삼신할미

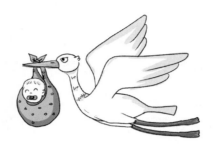

전쟁통에도 애는 생긴다는 말처럼 포지션을 바꾼 우리 부부가 합이 잘 맞았던 건지, 덜컥 아가가 방문해 주었다. 아마도 고생한 내게 신이 선물을 준 모양인데 내 마니또 신은 삼신할미였나보다.

가족계획은 계획대로 되지 않았지만 별다른 수고 없이 우리 부부에게 찾아온 아기가 고마웠다. 주 7일이라는 악질적인 근무 시간에도 어디 하나 이상 없이 매우 잘 커 주어 기특했다. 그러나 과로는 쌓였고 미래에 대한 건강 문제가 총알처럼 날아오기 시작했다.

임신 6주 차에 테스트기를 확인하고, 산부인과에 진단서를 받은 뒤로부턴 야밤에 확진자를 받는 일에서 살짝 배제되었다. 너무 많은 확진자가 발생할 땐 어쩔 수 없이 일했지만 말이다. 그렇게 주말과 평일의 경계가 없어지고 입덧과 함께 삼 개월간 일을 했다. 오히려 거짓말하고 욕하는 민원인의 전화를 받을 때면 토하고 싶은 기분을 잊을 수 있어 살만했다. 그럼에도 임신한 몸은 역시 보통 사람의 1/3 고갈된 체력으로 살아가는 상태였다.

'임신한 여자가 못한다고 하면 편견이 더 생길 거야. 똑같이 해내야 해.'

그 생각으로 입덧약을 먹으면서 주어진 일을 다 해내려고 노력했다. 아무것도 먹을 수 없어 식사 시간과 화장실에 있는 시간을 치환했다 생각하고 일했다. 별 이상 없을 거라 자부한 몸이 슬슬 삐걱대더니 이제 좀 그만하라고 신호를 보내기 시작했다. 한번은 병원에 가서 수액을 맞았고, 한번은 응급실에 가서 소변줄을 꼽고 수액을 맞았다. 나는 별일 아닐 거로 생각한 신호를 의사 선생님과 남편은 무시할 수가 없었다.

첫 산부인과는 집 앞에 있는 작은 개인 의원이었다. 임신이 맞는지 확인하고 진단서를 발급받기 위해 갔던 곳이었다. 분만을 하지 않는 병원이라서 12주까지 진료를 받다가 출산이 가능한 병원으로 옮겨야 했다. 선생님은 천사 같은 얼굴로 항상 따뜻하고 상세한 안부와 설명을 잊지 않았다. 온화한 표정으로 늘 마주하던 분이 아기의 이상 신호를 감지하고 무슨 일을 하는지 처음으로 물었다.

"역학조사관이요."

"네?!!, 보건소에 계시는 거예요?"

"네, 맞아요."

격앙된 목소리로 이내 머리를 감싸 쥐더니 자기가 짐작하는 업무인지 확인했다. 차분히 질문에 답을 드렸고, 잠깐 고민하시더니 결론을 말해줬다.

"아무리 임신부가 일할 수 있어도 10시간 넘게 매일 하면 위험해요. 이미 응급실도 다녀오셨고요. 가끔 둘 다 할 수 없는 게 있어요. 하나는 포기하셔야 해요."

남편 또한 이 의견에 동의했다.

"출산휴가까지 4개월을 버티긴 하겠지. 근데 지금처럼 일하면 아이뿐만 아니라 너도 나중에 탈 나."

물론, 그만하라고 종용하기 전에 조건을 걸어뒀다.

① 하루 8시간만 근무할 것

② 확진자가 많더라도 네 할 일만 하고 퇴근 후 전화를 꺼둘 것

결론은 '그만해라.'였다. 내일 코로나가 끝나면 계속 다닐 수 있다는 내용이나 마찬가지였다. 그래서 또 그만뒀다. 결혼 후 경력이 단절되었다가 복귀하면서 이젠 진짜 오래 일할 거야, 하는

직장을 1년도 못 채우고 한번 퇴사, 다음 해 또 퇴사, 조각도 아닌 나노 경력이 2개나 더 늘어났다. 정말 이게 무슨 일이고?!, 였다.

이력만 대충 훑어봐도 잘난 것도 없는 게 이상한 경력 좀 쌓고 입맛에 안 맞을 때마다 그만두는 형국이다. 이제 나를 받아줄 건 뱃속 아기가 육아해달라고 팔 벌리는 게 전부겠지. 몸도 무거워지는데 몇 년 육아하다 아이가 유치원 가면 취업 나서야겠지.

다행인지, 운명인지, 그만두기 직전에 연락이 닿은 이전 직장 연구책임자 선생님에게서 6개월 계약직 자리가 있다는 소식을 들었다. 단기라서 적합한 사람을 빨리 구하기 어려우니 내가 오면 좋겠다고 말씀해 주셨고, 계약 기간 안에 출산하게 되면 출산휴가도 가능하다고 했다. 고민할 겨를 없이 빠른 출근을 선택했다. 아내의 거처가 정해지자, 맞벌이해야 하는 상황이 되어 남편도 같은 동네의 회사로 구직했다. 야근과 주말 근무 없는 조건만 보고, 다른 조건은 접어둔 채 이직에 성공했다.

일을 나가지 말까 생각도 했지만, 남편이 극구 반대했다. 남편과 크게 싸운 내용 중 대부분은 일을 향한 가치관의 차이였다. 나는 항상 일이 우선이었고, 남편은 가정이 우선이었다. 서로서로 이해는 했으나 당사자가 될 순 없었다. 남편이 아내인 나를

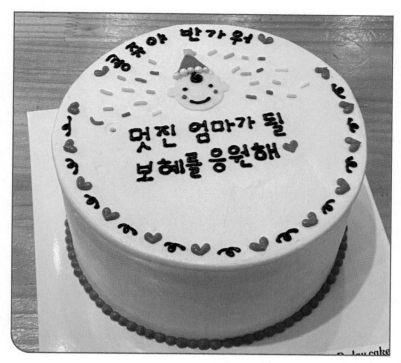

친구들이 임신 축하 기념으로 주문한 레터링 케익

이해해도 일을 하지 말라고 쫓아다니며 감시할 순 없었으니
말이다. 남편이 본 아내는 자신의 바깥일을 신생아처럼 끼고
살아야 하는 사람이었다. 실제로 그렇게 사는 게 즐겁고 행복해
보인다고 증언했다.

밤 8시경에 퇴근해서 토한다고 화장실로 달려가 빈속에 위액을 쏟아내고 화장실 바닥에 널브러져 있었다. 띠링띠링 확진자 결과 나왔다고 알림이 울리길래 옷도 안 벗고 일하러 들어갔다. 1시간 후에 쌩쌩해지더니 태연히 나와 샤워하고 기절했다. 이 광경을 목격한 남편은, '일과 한 몸이 되는 경지에 이르렀다.'고 말했다.

"너는 바깥일이 메인이고, 나는 가정일이 메인이다. 아이가 나와서 돌봄의 손길이 필요한 상황이 닥치면 무조건 내가 전업 육아를 할 것이다. 역학조사관 일처럼 목숨 바쳐서 하는 일만 아니라면 일을 그만두게 하지는 않을 것이다. 네가 집에만 있는 순간, 그건 너와 나 둘 다 불행해지는 일이다."

그렇게 끈기 없어 보이는 임신부는 쉬지 않고 일하러 나갔다, 어김없이 똑같은 다짐을 하면서.
'이번엔 큰 조각이게 해 주세요. 제발.'

Chapter 5

천직을 찾은 사람

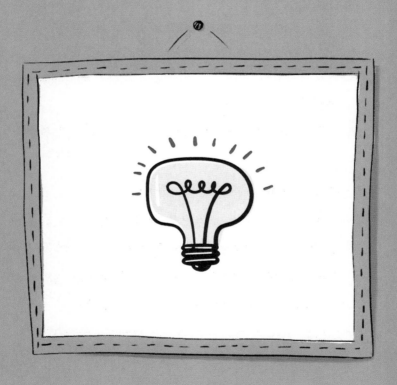

출판단지로 출근하는 간호사

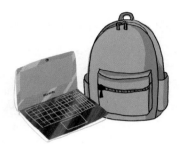

엉겁결에 입사한 곳이 지금까지 다닌 회사 중 가장 오래 다닌 회사가 되었다. 내가 꿈꾸며 평생 이루려던 직업은 아닌데 말이다. 대기업도 아니고, 유명한 스타트업도 아니지만 보여지는 것만을 따졌다면 지금의 소소하고 확실한 행복을 챙길 수 없었을 것이다.

6개월 계약직으로 들어간 연구원 생활은 예전 연구원 때와 환경은 똑같았지만 하는 일은 달랐다. 정기 간행물을 작성하기 위한 '단기' 연구원 자리였고, 출산 후 복직을 위해서는 돌아올 자리가 확정되지 않은 상태였다. 출산 전, 후임을 구하고 내 업무는 완전히 인계를 했다. 6개월 계약하고 4개월 일하고 3개월 출산휴가를 받았다.

건장한 체격 덕분인지 타고난 효녀 때문인지 자연분만으로 순산하고 후유증도 크지 않았다. 다만, 아이는 예쁘지만 역시 주부가 적성에 안 맞았다. 이전처럼 집에만 있기가 답답했는데 거기다 신생아 육아를 하려니 잠을 1시간씩 끊어 자느라 힘에 부쳤다. 처음 해보는 모유 수유의 벽이란 왜 이렇게 높고 아이는 어려운지. 출산 후 1달이 지날 무렵부터 복직할 생각만 했다.

언제나 계획대로 되지 않은 인생이라 출산휴가 동안 내부 사정으로 추가 계약은 되지 않은 채, 또 다른 조각 경력을 남기고 끝이 났다. 육아할까, 취직할까, 고민하며 서성이던 때, 채용 플랫폼에서 새로운 직업을 찾았다.

메디컬라이터(Medical Writer; MW)라는 직업을 알게 된 건 채용플랫폼의 알고리즘 덕분이었다. 채용공고에서 연구간호사나 연구원으로 찾다가 관련 검색어로 메디컬라이터가 나왔다. 이 키워드로 검색했더니 여러 임상시험수탁업체인 CRO와 제약회사가 나왔고, 지금의 회사도 나왔다. 직업 이름은 똑같으나 한쪽은 방대한 양의 임상시험 보고서를 작성하는 일이었고, 다른 한쪽은 광고회사의 카피라이터(copy writer)와 비슷한 업무였다. 광고회사의 메디컬라이터 직무는 임상 연구 분야에 비해 쉬워 보였다. 100페이지의 임상 연구 계획서보다 2페이지 홍보 책자를 만드는 일의 양이 더 적었기 때문이었다.

회사가 위치한 곳은 파주출판단지[1]고, 서울보다 통근 거리가 가까웠다. 산업단지라 셔틀버스도 운영하고 있어 출퇴근이 괜찮아 보였다. 회사가 등록한 업종은 디자인 가공이었고, 주 고객은 제약회사로 학회 부스 설치 및 이벤트 대행을 하는 에이전시다. 출판단지에 있는 디자인 회사에 간호사가 취업을 어떻게 했냐면 두 가지 조건이 부합했다. 하나는 간호사 면허증(의료인), 다른 하나는 영어로 논문을 볼 수 있는 경력이었다.

플랫폼에 등록한 이력서로 지원하기 클릭 한 번에 서류접수를 끝내고 다음 날 유선으로 연락이 와서 가까운 시일에 면접을 봤다. 당일 면접장에서 해 주시는 첫마디가, "이력이 저희가 찾으시는 분이네요."였다. 나름 지원자가 꽤 됐음에도 의료인 면허증을 갖고 논문을 다루는 관련 경력자들이 없었던 것 같았다. 면접을 진행하면서 정중하게 물어봐 주시고 사적인 부분은, "실례가 안 된다면"을 서두에 붙여주시고 전혀 실례가 안 되는 질문을 하셨다.

"출산한 지 얼마 안 됐는데 면접까지 와주셔서 죄송하고 감사하네요. 그런데도 면접에 참여해 주셨으니, 복직하시려는 것 같은데 출근할 수 있다면 언제부터 가능하신가요?"

....

1 출판산업단지로 입주기업 우선순위에 따르면 출판업 1순위, 인쇄업 2순위, 영화산업 3순위, 그 외가 4순위이다. 4순위에는 소프트웨어를 가공하여 창작물을 만드는 IT, R&D, 디자인 관련 업종이 속한다. 우리 회사는 디자인 제작 에이전시로 4순위에 들 수 있어 입주했다.

무례한 질문이라면 '애가 어린데 출근 되냐', '애 때문에 입사 늦어지는 건 곤란하다.' 등일 텐데 그런 말은 하지 않았다. 상식적인 선에서 배려가 필요하냐는 질문이었다. 면접 자리에서 합격을 확정받고 출근 일자를 말씀드렸다. 아이의 어린이집 입학 및 적응을 위해 두 달 후에 출근할 수 있다고 말씀드렸다. 회사에선 '당연히' 가능하며, 입사일 전이라도 조정이 불가피하면 미리 연락을 달라고 했다.

남편만 해도, 새로 입사한 회사에서 면접 보고 일주일 이내에 출근하지 않으면 몹시 곤란하다며 빨리 나오라고 재촉하여 바로 출근했다. 두 달이나 여유를 줄 수 있던 건 회사가 사람은 구하기 어려우나 그만큼 일이 산더미 같지 않고, 누군가 도망가서 땜질하는 자리가 아니고, 어쨌든 나의 상황을 최대한 배려해 줄 수 있다는 배경으로 해석했다.

이윽고 연봉협상의 시간이 됐고, 한 번 더 방문했다. 최고의 복지는 급여라는 말이 있듯이 기본적인 급여가 바탕이 되지 않는다면 다른 복지는 무의미했다. 주 5일에 칼퇴근할 수 있으면서 직전 연봉과 비슷하게 받을 수 있다고 했다. 그전엔 이미 연봉 테이블이 존재하는 공공기관에 근무했기 때문에 학위나 동종업계 경력으로 연봉이 결정되었다. 생활하기에 부족하지 않은 금액이었기에 문제는 없었으나 다른 부분이 걸렸다. 대학원 입학

전이긴 했으나 개강하면 수업을 들을 수 있는 여건이 돼야 했다. 회사는 괜찮다고 했다. 비대면이면 사무실에서 듣고, 대면이면 학교 갈 때 출퇴근 시간 유연하게 내주겠다고 했다. 그렇게 두 달이 지나고 회사와 나와 아이가 새로운 환경에 적응하면서 성공적인 안착을 하게 됐다.

커뮤니케이션을 위한 에이전시 소속 메디컬 라이터의 주 업무는 어려운 연구논문을 보고 쉬운 말로 풀어주는 것이다. 내가 있는 회사는 광고대행사로 주 고객은 제약사들이다. 제약회사에서 신약이 나와서 홍보할 땐, 일반인에겐 불가능하고 전문의료인 대상으로만 교육자료를 만들어 제공할 수 있다. 제약회사가 직접 만들수도 있지만, 대부분은 약품의 임상시험 관리만으로도 벅차니 늘 거래하는 전문 광고대행사를 이용해 제작한다. 단순 브로슈어만 만드는 게 아니라 학회 전시로 MICE(컨벤션, 프레젠테이션 산업) 쪽에서 홍보하는 것도 하려면 대행사를 이용하는 것이 훨씬 효율적이기 때문이다.

간호학과 졸업생이라면 보건의약관계법규 과목을 알 것이다. 시험에 나온 내용 중 약사법에 있는 의약품 광고규제에 대해 외워본 적이 있을 것이다. 특정 문구를 쓰면 안 되는 등, 규정이 상당히 까다로워 안되는 게 참 많은 내용이었다. 해당 내용들이

약사법에 근거하다 보니 '약사' 선생님들이 주로 진출하던 분야였으나 약대가 6년제가 되고, 원래도 차이가 있던 인건비 단가 기준이 더 차이가 나면서 일반 회사에서는 영업 측면을 제외하고 타산이 맞지 않아 타 전공도 뽑기 시작했다.

그런 틈새시장으로 내가 발을 들인 것이었다. 메디컬라이터 일은 매일 들어오는 일이 아니라 프로젝트성으로 외주를 주는 부분이 많다. 프리랜서분들이 경력도 많고, 단건인 프로젝트가 많으니까 말이다. 그런데 회사로선 자잘하게 처리해야 할 '전문적인' 부분이 주먹구구식으로 돌아가는 느낌이 싫었던 것이다. 보통은 기존에 제작된 작업을 재수정하는 식으로 작업을 의뢰하는 게 80%다. 이유인즉슨, 비싼 값을 주고 의료 콘텐츠를 만들고 나면 번거롭게 새로운 의사소통 할 필요 없이 한 번 이용한 대행사를 통해 관련 홍보물을 재가공하길 원하기 때문이다.

문제는, 재가공할 때마다 자잘하게 발생하는 내용의 신빙성 확인을 해줄 사람이 회사 내부에 상주하지 않으면 디자이너들이 곤란하게 된다. 예를 들어, 뇌졸중 약물 홍보물을 처음에 만들었을 때 3쪽짜리로 제작했는데 다음 학회에서 부스에 비치할 한 면으로 바꿔야 하는 경우가 생긴다. 이때 기존에 있던 연구 결과표나 참고문헌을 편집할 때, '이렇게 해도 되나?' 하는 의문이 생긴다. 광고주에게 물어보면 되지만 광고주로선 바빠 죽겠는데 이런 시덥잖은 것까지 세세하게 물어보는 대행사 말고 '일단 알아서' 해 준 다음 전체 수정만 피드백 던지면 '알아서' 완성해 주는 곳을 원할 수밖에 없다. 그러려면 회사 내에 상주하는 메디컬라이터가 있는 곳을 선호하게 되고, 그래서 회사가 나를 고용한 것이다.

초반 한 달의 적응 기간을 거치자, 손에 일이 잡히기 시작했다. 의약학 논문은 그들만의 리그처럼 아는 사람만 아는 거라 다른 인문 사회 논문보다 읽기 어려운 단점이 있다. 대신, 병원 환경에 익숙하고 데이터 분석을 한 양적 논문을 읽어본 사람에겐 어렵지 않다는 장점이 된다. 이건 간호학과 학생한테 전공에서 뭘 배우고, 실습은 무엇이며 그래서 간호사는 의사와 뭐가 다른지 설명하라고 한다면 1초의 고민 없이 술술 말할 수 있는 '익숙함'과 동일하다. 이와 같이 의학용어가 친근하고 보건 통계 등 논문의 생리를 아는 사람에게 메디컬라이터 업무는 쉽게 느껴진다.

이전 직장들은 프로젝트를 이끌기 위해 계약이 된 것이라 고용된 내내 일의 A to Z를 알아서 해내야 했다. 반대로 에이전시에서 하는 메디컬라이터는 단기간에 끝나는 일들이 대부분이라 바쁠 땐 바쁘더라도 끝내고 나면 한산한 시기가 있다. 큰 프로젝트가 올 때까지 주로 하는 일은 중간중간 마이너한 참고문헌 검수 등을 보는 일이다. 쉽게 말하면 전에는 김밥천국 요리사로 모든 주문을 들어오는 족족 다했다면, 지금은 김밥

공장에서 밥에 단무지만 올려주는 역할인 셈이다. 그러나 이 회사에선 단무지만 올리는 역할을 내가 가장 빠르고 정확하게 잘할 수 있기에 서로가 만족할 수 있었다.

그리고 생각보다 재미가 있다. 처음엔 김밥을 통째로 만들던 사람이 단무지만 올리려니 지루하지 않을까 우려했다. 실제로 해보니 남이 보기 어려운 논문을 줄줄 꿰고 쉽게 해석해 주는 일이 뿌듯하다.

뿐만 아니라 디자인팀과 협업하는 커뮤니케이션도 배울 수 있어 흥미롭다. 덕분에 대학원도 잘 다니고, 아이도 출판단지의 어린이집을 다니면서 못 이룬 장기근속의 꿈을 이루려고 한다.

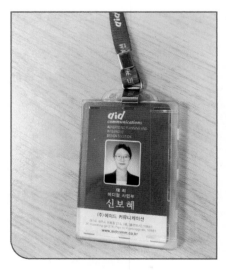

인생 네 번째 사원증

언제나 내 계획은 무산되고 실패했다. 깨진 계획 사이에서 빛이 나는 파편을 발견했고, 그 빛 사이로 새로운 길이 시작됐다. 필요한 만큼의 돈을 벌기 위해 시작한 밥벌이는 잘하면서 재미있는 일이 되었다.

Q & A 메디컬라이터

Q 메디컬라이터(Medical Writer: MW)는 무슨 직업인가요?

A 의약학 관련 논문을 바탕으로 의료 콘텐츠 작성을 하는 사람을 말해요. 의학 분야의 연구 결과는 대부분 딱딱하고 이해하기 어려운 논문의 형태로 발표되기 때문에 가독성 좋은 원고 작성 및 디자인 작업이 필요해요. 주로 약사 출신 메디컬라이터가 제약사의 교육자료나 홍보물을 제작하는 직업이었으나 최근엔 임상시험 업계에서 연구계획서, 보고서 등의 문서를 작성하는 직무까지 지칭하는 의미로 확대됐어요. 그래서 메디컬라이터를 말할 때 크게 두 가지 유형으로 나뉘어요. 에이전시에서 일하는 커뮤니케이션 MW와 임상시험 쪽에서 일하는 임상연구 MW로 나누어 볼 수 있어요.

	커뮤니케이션 MW	임상연구 MW
정의	마케팅 에이전시, 디자인 에이전시, 제약광고대행사 등의 회사에서 근무하는 메디컬라이터(MW)로 논문을 기반으로 2차 가공물을 창작/검수하는 업무를 하는 사람	제약회사, 임상시험수탁업체 (CRO)에서 임상시험 계획서/동의서/보고서 작성 및 결과 논문 작성뿐만 아니라 Medical Advice와 허가기관 대응을 위한 커뮤니케이션을 맡는 사람을 일컬음
자격 요건	보건의료계열 전공자, 의학관련 이공계열 전공자, 영어 논문 검색 및 해석 가능자	
우대 사항	• 유관업무 경력 2년 이상 • 제약산업계 경력자 • ppt/word 사용 능력 우수자 • 디자인/학술 등 유관부서와 업무 의사소통 능력이 우수한 자	• 석사학위 이상 • 유관업무 경력 • 영어로 구두발표/논문 작성 가능자 • 꼼꼼한 일처리
직무	• 제약사 메디컬 콘텐츠 개발 • 의약학 논문 자료 검색 및 리뷰/번역 • 의약학 저널 편집 및 발행 • 의사, 제약사 마케팅 및 학술 부서 담당자와 아카데믹 커뮤니케이션	• 임상연구 관련 문서 리뷰/번역 • 레퍼런스 검색 • 임상연구 계획서/동의서 작성 • 임상연구 보고서 및 상위기관 제출물 작성 • 임상연구 프로토콜 작성 • 임상연구 결과 논문 작성

		대개 직전 연봉을 따르며 교대 근무자의 경우 기타 수당을 합산한 연봉으로 고려함	
처우	급여 산정 조건	• 대다수 회사가 중소기업이기 때문에 연봉테이블이 엄격하지 않아서 해당 직무를 모두 수행할 수 있다고 면접에서 평가받을 경우, 유리한 위치에서 협상이 가능함 • 연봉협상 시, 1년 작업량 기준 매출액으로 결정되기 때문에 연봉인상률이 역량과 상황에 좌우됨	• MW 직무에 대한 추가 산정은 없음 • 대기업/중소기업 간 연봉테이블 차이 있음 • CRA(임상시험모니터요원) 등 다른 포지션과 비교했을 때, 중상위 연봉테이블에 위치함
	근무 환경	• 기본 컴퓨터 OR 랩톱 제공, 주 5일 – 하루 8시간 근무(재택/유연근무 가능) • 요청받은 일을 모두 처리할 수 있을 때 일의 독립성/자율성이 매우 높음 • 다른 직군에 비해 여러 사람을 만나지 않음 • 연차 사용 자유롭지만, 성수기와 비수기를 고려하여 사용해야 함 (휴가철과 연말/연초가 거래처들이 쉬는 시기라 비교적 한가함)	
전망		• 본인의 업무를 할당된 시간 안에 해결할 수 있으면 워라밸을 챙길 수 있음 • 가만히 앉아서 읽기/쓰기/공부하기를 좋아하는 성향이라면 잘 맞음 • 주위 사람들에게 소개가 어려운 직업 • AI 발달로 무경력자의 초기 진입장벽이 높아질 것으로 예상	
		• 연구기관보다 업무난이도 쉬움 = 논문 쓰기 vs 논문 읽기 • 프리랜서로 전향할 수도 있음 • 동종업계 경쟁사들의 규모가 비슷하여 괄목할만한 상승 이직은 불가능함	• 임상연구 전주기를 다루는 업무라서 동종업계 내 타 직무 전환이 용이 • 임상연구 분야에서 메이저 직무가 아님 = 이직 자리가 적음 = 경쟁자가 적음 • 대기업/외자사로 상승 이직이 가능함

Q 임상 연구 MW가 CRC(임상연구코디네이터), CRA(임상연구 모니터링요원)랑 뭐가 달라요?

A 크게 기획업무와 운영업무라고 나뉠 수 있는데요. CRC와 CRA는 임상시험을 운영하는 업무입니다. CRC (Clinical Research Coordinator)는 임상시험에 참여하는 환자들에게 필요한 안내를 하고, 관련 업무에 대한 파일 관리 및 기록을 책임지는 역할을 해요. CRA (Clinical Research Associate)는 현장에서 수행되는 임상시험의 진행을 감독하고, 모니터링하여 시험의 진행이 원활하게 되도록 지원하고요. 따라서 CRC와 CRA는 시험을 직접 시행하고 감독하는 측면에서 전문성이 요구되는 반면, 임상 연구 메디컬라이터는 의학적인 내용을 전달하고 편집하는 부분에서 기획 전문성을 요구받는 차이가 있어요.

Q 논문만 읽으면 메디컬라이터 할 수 있나요?

A 논문을 '잘' 읽으면 할 수 있어요! 그런데 논문을 읽기 위한 능력은 가만히 앉아서 논문만 많이 읽었다고 되는 건 아니고, 기초 지식과 연구 경험이 있어야 가능해요. 그래서 '석사학위 이상'의 우대조건을 달아놓는 거죠. 논문'도' 올바르게 해석할 수 있고, 석사'도' 있으면 금상첨화지만 둘 중 하나만 있더라도 일할 수 있어요. 왜냐면, 직무나 자격요건은 AND가 아닌 OR의 조건이거든요. 만약, 경쟁자 중

업무역량을 모두 가진 능력자가 있다면 합격 1순위겠지만 로또만큼이나 찾기 어려운 조건이죠. 그래서 OR 조건을 가장 많이 가지고 있는 지원자를 뽑게 돼요. 저도 에이전시 메디컬라이터 경력은 제로였지만 논문을 볼 줄 알고, 대학원에 발을 담가본 경험이 있었기에 채용이 됐어요. 완벽한 자격요건보다 최선을 다할 수 있는 역량이 더 중요한 것 같아요.

Q   어떤 사람이 메디컬라이터에 적합한가요?

A   읽고 쓰는 걸 좋아하는 사람들이 적성에 맞아요. 저는 어릴 때부터 공상하는 걸 좋아했고 글짓기 대회에서 상을 받곤 했어요. 영상물도 쉽게 빠져드는데 창작할 때는 글자를 갖고 만드는 게 가장 쉬웠어요. 등단한 전문 작가가 아니면 활자를 좋아하는 취향이 어디 쓸모 있을까, 했는데 결국 직업이 되었네요. 의약학 분야의 논문을 읽고 자료를 만드는 일을 하다 보니 보건의료 분야를 좋아하는 게 그다음인 것 같아요. 저는 전공 성적은 최악이었지만 병원에서 간호사로 일하며 실용적인 의학지식을 알아가는 건 성향에 맞았어요. 이런 것처럼 자기 전공이 너무 싫지는 않아야 할 것 같아요.

Q 커뮤니케이션 MW나 임상 연구 MW의 적성이 다를까요?

두 유형 공통으로 새로운 것에 흥미를 느끼는 사람이면 잘 맞을 것 A 같아요. 커뮤니케이션 MW는 카피라이터처럼 되도록 많은 사람이 내 글이나 문구를 봐줬으면 좋겠다는 생각이 있어야 해요. 그만큼 어려운 의학용어를 국내에서 친숙한 용어로 바꾸고 대상 독자들이 이 문구를 봤을 때 어떤 생각을 할지 고민하는 게 싫지 않다면 적성에 맞다고 생각해요. 임상 연구 MW는 제가 해보진 않았지만, 현업에 계신 분들에 의하면 꼼꼼하면 좋고, 방대한 양의 문서를 매일 봐야 하기 때문에 읽는 걸 좋아하면 괜찮다고 해요. 논문의 지령이 글자만 봐도 현기증 나는 분들은 하루하루가 힘들테니까요^^;;

제가 꼼꼼하지 않아서 타고난 "꼼꼼이"들이 일을 하면서 가장 부러워요. 대신 새로운 시도를 무서워하지 않는 장점이 덜렁댄단 단점을 상쇄시키며 적절히 균형을 맞춰 일하고 있어요.

연구하는 엄마

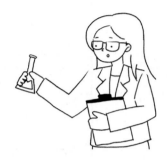

20대에 아프리카에서 보건 연구를 하겠다는 불씨를 가져와 30대에 엄마가 되어 모닥불을 만들었다. 이제 모닥불이 꺼지지 않는 화력이 되기 위해 연구에 정진하는 중이다.

어쩌다 보니 3월에 모든 것이 맞물렸다. 대학원 공부와 전일제 워킹맘을 동시에 하게 된 것이다. 이야기는 출산을 2달 앞둔 9월로 거슬러 올라간다. 온라인 석사과정 6번째 모듈을 종료하고, 휴학을 신청했다. 출산휴가를 완료하고 다시 시작할 계획이었다. 그런데 마지막 과목이 두 번이나 F를 맞으면서 과정을 지속할 수 있을지 미궁에 빠지게 된 것이다. 석사가 지연되면 추후 박사과정

진학도 늦어질 것이었다. 박사 진학을 염두하고 있었기에 차라리 한국에서 공부하는 걸 알아볼까, 눈을 돌리고 있던 때였다.

때마침 6개월 계약직으로 일하고 있던 연구소에서 대학원생 전액 장학금을 주는 공고가 뜬 것이다. '맞다, 이런 제도가 있었지.' 풀타임 대학원생이 아니어도 제휴하는 학교의 지정한 전공의 대학원을 다니는 연구원에게 장학금을 주는 제도였다. 지원하려면 현재 연구책임자의 추천서, 향후 지도교수가 될 교수님의 추천서, 부서장의 승인 서류 등이었다. 장학금 조건으로는 추후 계약을 연장하여 근무할거란 연구책임자의 약속이 담긴 추천서가 있으면 됐다. 만삭의 몸이었고, 지도교수가 될 교수님을 찾아서 컨택[2]도 해야 했다.

남은 기간은 2주일이었다.

'아, 정신 차려. 대학원 좀 늦게 가면 되지. 왜 임신해서 무리하려고 하냐.'

아우성치는 이성과 감성이 싸운 결과, 가슴이 시키는 대로 결정했다. 연구책임자 선생님과 상담하고 지원을 결정한 뒤, 학교와 학과를 정했다. 지원할 수 있는 학교 중 출산 후 이동 거리를 고려하여 신촌을 마지노선으로 삼았다. 연세대는 이미 한 번 자퇴 처리되어 재입학이 어려웠고, 남은 선택지는 이화여대

----

2 대학원 입학을 위해 해당 교수님께 이메일을 보내 날짜를 잡아 면담을 통해 입학 여부를 미리 확정하는 것을 의미한다.

보건학과와 근무하던 연구소의 대학원이었다. 연구소 대학원은 암 전문 보건대학원으로 영어로 수업이 이루어지고 학비가 상대적으로 저렴하며 사무실과 같은 건물 내에 있다는 편리함이 강점이었다. 그러나 제한된 전문 분야와 영어 수업 시, 잘 따라갈 수 있을지 고려해야 했다.

고심 끝에 결정한 학교는 이화여자대학교 융합보건학과였다. 학교를 선택하고 전공 교수님들의 논문을 찾아봤다. 교수님들의 논문을 통해 내가 하고픈 연구 분야와 유사한 주제를 다루시는 분을 찾았다. 그중 익숙한 논문이 보였는데 온라인 석사과정 중 과제 하면서 참고했던 논문이었다. 그 과제는 영양 보건 프로그램을 계획하는 과제였는데 이론을 바탕으로 프로그램을 계획하는 과제가 처음이었던지라 막막했던 때였다. 한 줄기 빛처럼 검색 결과에 나타나 무사히 과제를 완료하게 도와준 논문이었다. 그리고 교수님께선 내가 연구하고 싶은 분야인 국제보건 연구를 하시는 분이었다.

결정과 동시에 메일을 보내고, 이틀을 기다렸으나 답이 없어 한 번 더 메일을 보냈다. 알고 보니 교수님 학교 계정 메일과 다른 기관 계정의 메일을 보냈었는데 기관 계정 메일이 없는 계정이라 아예 모든 메일이 도착하지 않았던 것이었다. 재전송한 메일을 읽으시더니 바로 가능한 시간을 보내주셨다. 그것도 여러 날짜와 시간을 상세히 적어주셔서 퇴짜는 아니겠구나, 예상했다.

해가 쨍한 날, 반차를 내고 컨택 면담을 다녀왔다. 9월이었고 한창 더울 때였다. 입구를 찾지 못해 헤매다가 시간에 딱 맞춰 교수님 연구실로 입장했다. 혹여나 청탁이 될까 싶어 빈손으로 방문했다. 준비물은 오로지 나의 연구경력이 나와 있는 이력서였다. 내가 들어가자마자 차를 내어주셨다. 온도를 체크하시면서 티백을 우려내어 주실 때부터 따뜻한 분이라고 느꼈다. 이력서를 꼼꼼히 봐주시고는 여러 가지 궁금한 부분들을 물어보셨다. 그리곤 임신 중이던 내게 향후 육아를 할 점에 대해선 너무 걱정하지 말라고 다독여 주셨다. 이미 많은 학생이 육아를 병행하고 있다고, 힘들지만 결국 다 자신의 길을 걸어간다는 격려를 받았다. 장학금이 떨어지더라도 자비로 입학하고 싶었다. 추천서는 메일로 회신해 주겠다는 답변을 듣고 귀가했다.

모든 서류를 완료하고 제출한 지 1주 후에 면접일이 발표됐다. 면접은 5인의 내부 위원으로 구성된 임원분들 앞에서 질의응답식으로 진행됐다. 면접을 보고 난 뒤, 될 것도 같고, 안될 것 같기도 한 기분이 들었다. 면접 대기실에는 슬리퍼를 신고 온 지원자도 있었고, 정장을 차려입고 온 사람도 있었다. 질문 내용도 연구소에 설치된 대학원에 진학할 의사가 없는지, 묻는 것으로 봐서 장학금 인원은 한정적인 것 같았다.

결과는 역시나 탈락이었다. 마음은 슬펐으나 추천서를 써 주신 연구책임자 선생님과 교수님께 감사의 인사와 안타까운 소식을 전달했다. 그리고 남편과는 앞으로 어찌할지 논의했다.

"이번에는 가지 말자."

출산 후 몸이 어떨지도 모르는 일이었고, 괜히 도전했다가 맘대로 상황이 되지 않으면 실망할 나를 위한 결정이었다.

시간은 흘러 아기가 태어나고 어느 날 갑작스레 계약이 연장 없이 끝날 것이란 통보를 받았다. 그래도 바뀐 법[3] 때문에 퇴사 후 한 달 더 출산휴가비를 받으며 육아할 수 있었고, 계약 만료로 인한 실직이라 실업급여가 나왔다. 그때 내 머리를 스친, '대학원 다닐 수 있을 것 같은데?'라는 생각이었다.

갓난아기가 있는데 대학원이 가능할 거란 생각을 한 이유엔 딸아이의 공이 컸다. 아이가 50일을 지나 통잠을 자기 시작했다. 성인만큼은 아니었으나 나름대로 밤 시간에는 4시간 이상 숙면을 취하는 날이 많아졌다. 기질이 순한 편이라 산후관리사님이 도와줄 때나 시어머니가 봐 주실때나 순하게 잘 있는다는 말을 들으며 자랐다.

. . . .
3 계약기간 내로 출산휴가를 시작했으면 계약이 종료된 후에도 출산휴가 급여를 고용보험이 근로자에게 지급해야 할 의무가 있다.

코로나로 인해 전부 비대면 수업을 하던 때인지라 낮 수업이 있다면 아이를 돌봐줄 수 있는 사람의 손길을 한두 시간만 빌리면 됐다. 남편도 회사가 근처라 6시면 퇴근했으니 야간수업만 듣는다면 남편의 도움만으로도 가능했다. 시작이 반이라고, 실업급여를 받으며 첫 학기를 시작하면 다음 학기는 휴학하면서 새 직장에 적응할 수 있으니 괜찮은 청사진이라 생각했다. 때마침 2차 모집이 진행 중이었고 절호의 기회라는 생각이 들었다.

'일단 시작하고 보자. 해 보다가 안 되면 그때 포기하자.'

끝내 남편은 나의 열정에 두 손을 들어줬다. 뒤이어 면접에 합격한 회사도 3월에 입사하게 되면서 둘 다 해보고 지속할 수 있다면 남편이 육아휴직을 하겠다고 결정했다. 결과는 완벽히 적응한 파트타임 대학원생으로 남편과 업무 교대에 성공했다. 첫 학기는 코로나 비대면 수업으로 진행됐고, 두 번째 학기부터 대면 수업이 재개됐다. 회사에서의 배려 덕분에 업무시간 중에 진행되는 일이 없다면 수업을 듣거나 과제를 하는 등 자유롭게 시간을 활용할 수 있었다. 그 덕에 퇴근해서 육아에 동참할 수 있는 여유가 확보되었다.

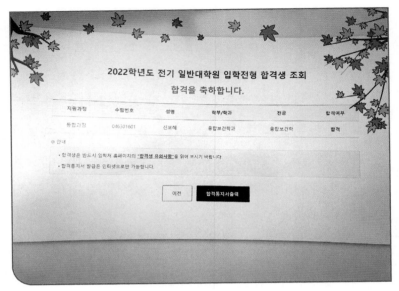

2022학년도 전기 일반대학원 입학전형 합격생 조회

합격을 축하합니다.

지원과정	수험번호	성명	학부/학과	전공	합격여부
통합과정	046301601	신보혜	융합보건학과	융합보건학	합격

ⓘ 안내
- 합격생은 반드시 입학처 홈페이지의 "합격생 유의사항"을 읽어 보시기 바랍니다.
- 합격통지서 발급은 인터넷으로만 가능합니다.

[이전] [합격통지서출력]

대학원 합격창

　　석박통합과정으로 4년 과정이고, 박사학위를 받으려면 학점
이수와 영어점수 충족 외에도 저널에 1 저자로 논문을 게재해야
한다. 그동안 해온 건 많았지만 한 가지 분야에서 줄기차게 한
게 없어 어떤 걸 내 연구 분야로 가져갈지가 고민이었다. 두 가지
옵션이 있다고 생각했다. 국내에 정착할 요량으로 국가자료를
활용한 보건정책이나 이전에 하던 환경역학, 혹은 직장과 연계된
제약산업 분야로 연구하는 것. 다른 하나는, 나를 처음 보건학으로

이끌어 준 국제보건 환경에서 시행한 보건 중재에 관한 연구를 계속해보는 것이었다.

만삭의 예비 학생은 출산 후 입학하여 지도교수님과 재회했다. 졸업논문 등 대학원을 다니며 무슨 연구를 하면 좋을지 조언을 구하기 위해서였다.

"교수님, 현실적으로 한국에서 국제보건 사업을 연구하는 게 의미가 있을까요?"

"의미가 있죠. 졸업논문과 자기 연구 분야는 가장 하고 싶은 걸 해야 해요. 연구가 누가 시키는 게 아니라서요. 그리고 국제보건 연구를 한다고 해서 국내에 취업을 못 하진 않아요. 보건 중재의 방법론은 국내나 해외 어디서든 유망한 분야이기도 하고요. 제 생각엔 어떤 걸 해도 유망하니 선생님이 좋아하는 걸 하세요. 학위논문이든, 저널이든, 자신이 좋아하는 걸 하는 게 제일 나은 선택이에요."

교수님께서 내려주신 명쾌한 답변 덕분에 가장 하고 싶은 연구를 할 수 있게 됐다. 연구의 기회는 첫 학기가 끝난 6월에 왔다. 종강과 함께 회사에서 진행하던 큰 프로젝트도 마무리가 되면서 본격적인 여름 방학을 시작했다. 첫 방학 계획으로 졸업요건을 빨리 해치우고자 토익 점수 700점대 달성을 목표했다.

예전에 아무리 공부해도 600점대에서 수직으로 상승한 적이 없었기 때문에 방학 내내 준비할 각오를 했었다. 그간 해왔던 영어공부 기초 덕에 단번에 졸업요건을 충족하는 점수가 나와 기분 좋게 계획을 엎으며 다른 계획을 세웠다.

남은 방학 동안 뭘 하지, 생각하다 떠오른 건 대학원생 공모전이었다. 예전부터 한국에서 대학원생이 되면 하고 싶었던 것 중 하나가 연구비 지원에 도전하는 것이었다. 학생 대상으로 논문 공모전이나 연구 제안서 공모전이 종종 열렸다. 사이트에서 스크롤을 내려서 살펴보다가 눈에 들어온 건 ODA 연구 제안서 공모전이었다. 'ODA', '연구 제안서', 두 가지 키워드가 나의 마음을 확 끌어당겼다. 연구 제안서 공모전인 것도 오를 수 있는 나무라고 생각했다. 당장 한 달 안에 논문을 완성하는 게 아니라 '제안서'인 것이다. 제안서, 그것은 반년에 한 번씩 써 재끼던 일기 같은 것이 아니었던가.

생각한 연구 주제는 예전 직장인 NGO 기관에서 진행했던 방글라데시 여성청소년 대상 성생식보건 사업이었다. 정확히는 마을 기반의 성교육을 통한 조혼 근절 프로그램으로 수집된 정량 데이터는 수혜대상자인 여성청소년 그룹뿐이었다. 연구를 목적으로 계획된 사업이 아니었으므로 대조군이 없는 수혜그룹의 전후 결과만 확인할 수 있는 데이터였다. 연구 주제의 초점은 영국이나 미국처럼 논문을 통해 세상에 한국의 무상원조 사업을 알리고 성과를 객관적으로 분석하는 것이었다. 현장에서 귀중한 자료들이 일회성 보고서로 쓰이는 걸 보며 안타까운 마음이 든 게 본 연구의 시작이었다.

"한국이 한 ODA 사업, 우리 손으로 논문도 쓰고 발표도 하고 싶어요."

라는 주제로 틀을 잡고 연구를 수행하는 방법은 현실적이면서도 구체적으로 작성했다. 해당 연구를 계획할 수 있던 이유는 당시 사업을 진행하면서 자료수집을 위한 기초작업에 참여했기 때문이었다. 설문지 검수 및 연구 윤리 심의 승인 등 누가 시키지 않아도 연구할 때 필요한 항목들을 완료해 놨다. 그럴 수밖에 없던 게 앞선 연구원 경력을 통해 논문을 만들기 위한 필수 프로토콜을 알고 있었기 때문이었다.

연구들이 윤리적 문제를 초래하는 사례가 생기면서 사람을 대상으로 한 연구가 심의위원회의 승인을 받지 않으면 SCI[4] 논문으로 게재될 수 없다. 따라서 논문을 만들려면 그 전에 연구 윤리 심의 통과가 필요한지 알고 있었기 때문에 미리 준비했다.

----

4 미국 과학정보연구소(ISI : Institute for Scientific Information)가 과학기술분야 학술지 중 엄격한 선정 기준에 의하여 선별한 저명 학술지

이토록 중요한 심의를 받으려면 검증받은 IRB(Institutional Review Board, 연구 윤리 심의위원회)가 있어야 한다. 우리나라야 대학병원이나 국공립병원 시스템이 잘 되어 있어 기관마다 자체 IRB가 있다. 만일, 소속된 기관에 IRB가 없으면 국가에서 만든 공용 IRB를 이용하여 심의받을 수 있다. 문제는 국제보건 사업을 받는 개발도상국은 주요 기관마다 IRB가 없을 확률이 높다. 그럴 경우, 지역 거점 국립대학의 IRB를 찾아서 심의받거나 멀리 떨어진 수도의 연구소나 인근 국가의 IRB에서 심의받기도 한다.

내가 속했던 방글라데시 사업 수행 파트너 기관은 규모가 큰 종합병원으로 자체 심의위원회가 있었다. IRB를 위해 발로 뛰지 않아도 내부에서 심의받을 수 있었다. 이러한 기반이 있어 연구할 수 있었다. 궁극적으로 보려 한 내용은 사업 수행 후 조혼과 관련된 마을의 변화였고, 공모전 지원 연도가 사업 종료 연도라서 연구계획 수립이 가능했다.

해당 공모전이 처음 떴을 땐 학기 말이라 바빠 접어두었는데 비슷한 사정의 학생들 때문에 공모가 원하는 만큼 모이지 않았는지, 제출 기간이 연장된 걸 확인했다.

'어라? 운이 좋으면 될 수도 있겠는데?'

공모전 의도에 걸맞게 호소한 결과, 내 연구 제안을 선정해 줬다. 소중히 받은 연구비로 데이터 비용과 IRB 심의비에 사용했다. 풀타임 연구생이 아닌데도 연구비를 받으며 연구할 기회가 주어졌다는 게 기적처럼 느껴졌다. 연구와 관련 없는 회사를 다니며 자비를 들이지 않고 연구를 한다는 선례를 들어본 적이 없었기 때문이다. 그리하여 하고 싶은 일로 생계를 유지하면서 원하는 연구를 하는 대학원생이 되었다. 교수님은 빠르게 자신의 연구를 찾아서 하는 지도 학생을 기특해했다. 적성에 맞는 일을 하고, 기관 소속 연구원이 아니어도 스스로 만든 연구를 하게 됐다.

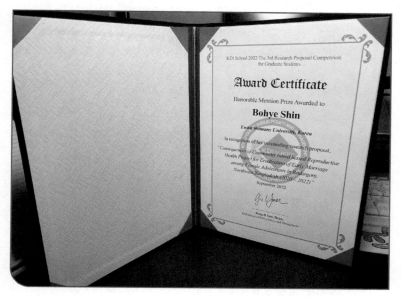

KDI 정책대학원에서 수여한 공모전 상장

회사에 적응하고 대학원에서 연구할 동안 아이는 무럭무럭 건강히 자라고 있었다. 모든 게 개시되기 한 달 전, 아이는 생후 80일에 어린이집 생활을 시작했다. 남편은 출산 6개월 전부터 새로운 직장에 출근했고, 나도 출근하게 될 테니 제삼자의 육아는 필수였다. 양가 부모님이 할만한 형편이 안 됐고, 아이 돌보미를 구하자니 가장 큰 걸림돌은 돈이었다. 한 사람분의 월급을 그대로 드려야 했는데 벌이가 넉넉지 않은 맞벌이 부부에겐 그림의 떡이었다. 정부 지원 도우미도 100만 원 이상이었고, 그마저도 기약 없는 대기의 연속이었다. 최종 선택지는 영아 전담 어린이집이었다. 0세부터 보육할 수 있고 선생님 한 분이 전담으로 돌봐주는 장점에 끌려 원장님 면담 후 등록했다.

첫 주는 2시간, 그다음 주는 4시간으로 늘렸고 엄마와 아빠가 모두 출근하는 날부터 6시간을 있었다. 남편이 곧장 육아휴직은 안 들어갔는데 내가 한 달 안에 일도 그만두고, 대학원도 그만둘 수 있는 초유의 사태를 대비하기 위함이었다. 한 달은 집에서 쉬던 여동생이 하원을 도왔고, 그다음부턴 남편이 육아 단축 근무를 썼다. 그리고 대망의 한 달이 지나 내 마음에 결심이 섰다. 일을 하며 대학원을 다니는 지금이 적성에 딱 맞노라는 엄마 때문에 아빠는 완전한 육아휴직에 들어갔다.

임신부터 출산까지 건강하게 자라준 딸과 결혼할 때부터 한 약속을 지켜준 남편 덕분에 나는 꿈을 좇아가는 엄마가 될 수 있었다.

Q & A 스터딩맘[5]

Q 아기 엄마가 대학원 가도 얻는 게 있을까요?

A 네, 충분히 얻는 게 많다고 생각해요. 요즘엔 파트타임 박사과정을 하러 온 30∼50대 직장인도 많고, 은퇴 후, 자신의 빛바랜 꿈을 실현하고자 입학한 선생님들도 많아요. 졸업해도 100세 시대인지라 30년 넘게 일할 수 있는 세상이 열렸기 때문이죠. 하물며 아직 아이를 키우는 '엄마'들이라면 학위를 갖고 국을 끓여도 백번은 끓일 수 있는 젊음이 있기에 얻어가는 게 있다고 생각해요.

....

5 '스터딩맘' 단어는 2015년 3월 국립국어원이 발표한 신조어로 학업과 육아를 병행하는 엄마를 의미한다.

Q 아이도 있고 나이도 많은 편이에요. 남편은 직장생활로 바쁘고요.
대학원 다닐 수 있을까요?

A 주변의 모든 환경을 최대치로 끌어올리신다면 불가능할 것도 없을
거예요. 엄마 본인이 주 양육자고 남편이 매일 야근과 주말에도
출근한다면, 결국, 돈을 쓸 수밖에 없죠. 그만큼의 재정이 계산기를
두드렸을 때 가능하고, 학위를 2년 안에 마치겠다는 목표 의식을 갖고
무조건 해야 한다는 결심이 섰으면 진행하는 것을 권하고 싶어요.

박사학위든, 석사학위든 사실 수업을 꼬박꼬박 듣는 연한은 3~4개
학기에 지나지 않거든요. 1~2년이 길다면 길고 짧다면 짧은
시간이기에 그 기간을 어떻게든 지나간다면 불가능한 것은 아니라고
봐요. 논문을 쓴다면 시간이 무한정 늘어날 테지만 신생아 육아처럼
손발이 묶이는 게 아니기도 하고, 수업만 들어서 수료로 남는다고
해도 아무것도 안 한 시간보다는 의미가 있을 거예요. 훗날, 유학을
결심하거나 취업이나 이직을 하더라도 석사 수료나 박사 수료는
대학원을 아예 안 다닌 것보다 인정을 해주기 때문이죠.

Q 대학원, 언제 시작해야 할까요? 휴학 중인데 언제 돌아가야 할까요?

학업을 계획 중이라면 나를 바쁘게 하는 것 중 어느 하나라도 해결된 A 상태에서 시작하면 좋을 거예요. 예를 들어, 임신 중이었다면 출산 후 3개월이 지나고 몸이 회복했을 때, 혹은 아이를 맡아주실 분이 계실 때처럼 말이죠. 회사가 바쁜데 이직을 고려하고 있다면 이직을 한 직후, 입학하거나 이직하기 전, 퇴사 후 입학하는 것도 하나의 방법이에요. 그러다 이직이 안된다면? 대학원 내의 연구 인턴이나 다른 학과의 단기 연구원을 구하는 곳에 들어가면 되죠. 재학 중인 대학원생이면 여러 기회가 또 생기거든요.

Q 몸이 힘들진 않을까요?

체력을 기르라고 권하고 싶어요. 체력은 나쁜 음식 멀리하고, 스트레칭 A 자주 하고, 물 자주 마시고, 핸드폰을 멀리하면 금방 향상된다고 봐요. 스터딩맘 중에 출산 후유증이나 지병을 앓고 계신 분들도 있어요. 각자의 방법으로 공부와 삶의 균형을 지키려고 요가나 수영, 살림 아웃소싱 등의 방법을 최대한 사용해요. 몸이 힘든 게 문제라기보단 습관을 바꾸는 게 힘든 것 같아요. 대신 원래 자리에 있었던 사회 속 인간관계를 비우게 됐죠. 덧붙여 정기 대가족 모임과 명절 노동, 때 빼고 광내는 집 안 청소와 살림을 2년만 멀리하면 자기 삶과 건강을 돌보며 스터딩맘이 가능해요.

Q 경력 단절된 육아 중인 엄마가 가더라도 유의미한 학위가 될까요?

이건 단순히 스터딩맘뿐만 아니라 20대 대학원생도 고민하는 **A** 부분이에요. 발전하는 나라에 연구·개발 사업은 향후 10년이 지난 50년보다 더 성장할 기회가 많아요. 꼭 국내에만 있지 않아도 가족이 같이 유학이나 이민을 할 때도 유용할 수 있죠.

학력인플레라는 말이 돌 정도로 예전만큼 일자리와 임금을 보장하지 못하는 현실도 있죠. 그렇다고 대학 가도 변별력 없다고 대학을 안 가는 추세가 되진 않아요. 오히려 다들 가니 대학 졸업장이 기본 요건이 되는 것처럼 말이죠. 사회적 현상으로 석박사가 변별력이 없어지는 건 좋지 않은 현상이지만 내가 하려는 직업이나 직무가 대학원 졸업장을 원한다면 기본적인 전제조건은 만들어야 한다는 의미예요. 로또를 살 기회가 있어야 로또에 당첨되길 바라볼 수 있는 것처럼 말이죠.

취미는 작당모의

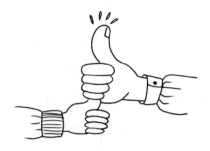

　아프리카 에티오피아에서부터 없는 일을 만들어 내는 걸 좋아했다. 활동이 없으면 만들고, 재원이 필요하면 설득하여 일을 진척시켰다. 용두사미로 끝난 해외 봉사활동은 뜻밖의 취업 자리를 알선한다. 나의 적극성을 높게 산 한 연구책임자 선생님의 눈에 들어 보건 연구를 시작하게 된 것이다. 단순히 일자리를 주신 게 아니라 연구도 어떻게 하면 작당 모의를 할 수 있는지 알려주셨다. 지금까지 내 힘으로 연구할 수 있는 방법을 터득하게끔 낚싯대를 쥐여주신 분이다.

- 뭔가를 했으면 논문(책)으로 남겨두면 좋다.
- 뭘 하다 모르는 게 있으면 논문을 찾고, 그래도 모르겠으면 또 논문을 찾아보면 된다.
- 학회(국내/해외)는 꼭 가고, 배운 만큼 쉬고 와야 한다. (물론, 돈은 연구비로 줄 것이다)
- 배워야 할 게 있으면 혼자 하지 말고 같이 하자.
- 모든 건 하고 나면 남는다. 그중 가장 큰 건 사람이다.

작당 모의를 체계적으로 가르쳐 주신 연구책임자 선생님과 함께 공동연구진으로 계셨던 간호학 출신 보건학 박사님도 또 다른 소중한 인연으로 지속되고 있다. 대학원에 들어와서 전 직장의 방글라데시 성생식보건사업 결과를 연구할 수 있었던 건 단순히 연구 제안서를 잘 써서가 아니었다. 그전부터 작당 모의가 이뤄졌기 때문에 가능한 일이었다.

일의 배경은, NGO에서 일하던 시기로 거슬러 올라간다. 나처럼 파견직인데 코로나 때문에 출국 지연이 된 다른 선생님들이 있었다. 할 일이 있긴 했지만, 현장 일보다 한국 사무실 일을 지원하는 비중이 커지면서 파견지 기관 소속이라는 정체성을 잃어가고 있었다. 나는 그즈음부터 스멀스멀 참을 수 없는 본능이 활개를 치면서 이일 저일 맡아서 하고 있다가 사업 초기부터 구상했던, '프로젝트로 수집된 데이터를 가지고 논문을 써 볼까?', 하는 생각을 꺼내기 시작했다.

때마침 전 직장에서 공동연구진으로 인연을 맺은 박사님과 사업 관련 문의로 연락하다 도움이 필요하면 자신이 해 줄 수 있노라고 말씀해 주셔서 덥석 그 손을 잡았다. 혼자서 하는 것보다 같이 하는 게 좋지, 생각으로 파견되지 못한 선생님들을 불러서 이야길 나눴다. 그리하여 연구 생초보생들이 주 1회씩 공부하는 자체 연구 세미나를 만들었다. 자신의 사업과 관련된 기존 논문들을 찾고 정리해서 현장에서 수집한 데이터에서 어떤 분석을 할지 의논하고, 자문해 주시는 박사님의 의견을 듣는 소모임이었다.

국제개발 협력에서 주요 업무는 내러티브 한 보고서 형식의 성과물이나 회계 행정을 잘 꾸려나가는 것이다. 그 때문에 연구나 학술적인 활동들은 뒷전으로 밀려난다. 그럴 수밖에 없는 게, 앞서 언급한 일들만 해 나가기도 벅차기 때문이다. 코로나 덕분에 현장 파견자들이 한국에 있으면서 여유가 생겼다. 현장에 나가서 사람 만나고 문화와 언어를 학습할 시간이 없어졌기 때문이었다. 나는 이 틈새 시간을 사용해 각자의 연구를 구축해 보고자 했다.

아무도 해보지 못한 일을 시도해 본 것만으로도 소소한 도전이라 생각했다. 별거 아닌 이 모임은 아이티 국가를 담당하던 한 선생님의 손에서 노력의 산물로 탄생했다. 자국 언어로 된 설문지가 없었고, 연구 윤리 심의를 받기 위한 국가 내 IRB 기구도 없었다. 인터넷도 허다하게 끊기는 환경에 있는 현장 직원과 소통하며 눈물의 논문 한 편을 완성했다. 이 결과가 어떤 파급력으로 돌아올진 모르지만 뭔가를 도모해서 이룬 첫 결실이었다.

이와 비슷한 작당모의는 현재진행형이다. 내 이야기를 쓰면서 공개하다 보니 비슷한 고민과 주제로 말을 걸어 주시는 분들이 종종 생긴다. 먼저 찾아가서 모임에 합류하기도, 아예 만들어 버리기도 하면서 사이드 프로젝트를 계속해서 하고 있다. 죽을 때까지 나와 함께 작당모의 할 사람만 있다면 조직하고 일을 만들면서 살 것 같은 요즘이다.

천직을 찾은 사람

졸업을 갓 한 햇병아리 시절, 궁금한 것은 두 가지였다. 사람들은 어떻게 지금의 일을 하게 됐는지, 앞으로 이 일을 계속하고 싶은지 궁금했다. 첫 직장인 임상에서 다른 일 하다 오신 동기 선생님들을 통해 자신의 꿈이나 미래에 대한 고민이 나이를 먹어도 계속됨을 알았다. 나처럼 돈 벌려고 간호사 하는 사람보다 무엇이 더 환자에게 이로운지를 깊이 고민하는 사람들이었다.

이런 질문은 해외 봉사에서 만난 사람들에게도 이어졌다. 다들, 본래 전공이 있고, 다른 일을 하기도, 곁다리로 뻗어 나간 진로를 물색하기도 했었다. 그중 같은 지역에 있던 언니들의 모습을 동경했다. 자기 전공과 경력이 일치하고, 지금 하는 일을 좋아하며 앞으로도 계속할 예정이었다. 모두 아이와 관련된 일들이었는데 그저, 순수하게 '좋아서' 한다는 그 모습이 부러웠다.

"내가 돌보는 아이들이 좋아. 계속 보고 싶기도 하고."

자신이 좋아하는 것이 무엇인지 인식하고 할 수 있다는 것이 대단해 보였다. 내가 간호사를 하면서 환자가 보고 싶어 병원에 출근한 적 있던가. 남한테 폐 안 끼치려고 꾸역꾸역 출근하던 모습들이 떠올랐다. 그렇다고 아프리카 보건소에서의 일이 모두 즐거웠냐, 하면 그것도 아니었다. 시간이 지나고 진로에 대한 근본적인 문제를 알았다.

'나는 '간호사'가 싫은 게 아니야.'

간호사 일이 의미 있고 배움도 많은데 그것만으론 충족되지 않은 갈증을 느꼈다. 전문적이며 누군가를 돕고 싶다는 마음은 좋았지만, 다른 부분도 채워지길 원했다. 그게 고민이었다. 어떤 부분이 필요한지 몰랐다.

임상을 나와 아프리카에서 겪은 다른 성격의 일은 그게 무엇인지 암시했다. 봉사단원은 반기별로 보고서를 써야 했고, 활동물품비에 대한 청구서와 결과 보고를 작성해야 했다. 병원 챠트가 아닌, 기관에 보고하는 문서 업무는 처음이었다. 컴퓨터 앞에서 하는 일들은 지루할 거라 생각했는데 묘한 흥미를 느꼈다.

기록으로 근거를 남기는 것. 내가 한 일들을 돌아볼 수 있게 만드는 기록물을 만드는 것. 아마 이런 부분이지 않을까, 내가 하고 싶었던 다른 부분의 일이란 것이. 사무직이 답답해서 맞지 않을 거로 생각했는데 예상외로 잘할 수도 있겠네, 생각했다.

한국에 오자마자 운 좋게 보건학 연구를 하는 곳에 들어가서 대상자도 만나고, 연구도 하고, 학회도 다녀오고, 대학원 진학도 하게 되어 행복한 1년을 보냈다. 그리곤 갑자기 결혼하고 모든 일과 학업을 그만두고 중국으로 가야 했다. 이제 막 일이 손에 잡히고 뭘 해야 할지 감이 왔는데, 아쉬웠다. 남편도 그런 내 맘을 잘 알고 있어 미안해하고 언제든 기회가 온다면 응원해 주겠노라 약속했다. 집에만 있던 1년의 세월 동안 확실히 알았다. 좋은 동료들과 재미있고 의미 있는 일을 하는 것, 경력이 쌓이는 일을 하는 것이 나의 '업'이라는 사실을 말이다.

연구하며 임신한 대상자들을 만나고 인터뷰할 때, 그들이 준 소중한 자료들을 엑셀에 입력할 때, 통계 프로그램에 돌려서 조사한 자료들이 나올 때, 유의한 결과들이 나와서 발표할 수 있을 때, 짜릿하고 재미있었다. 따로 떼어 놓았을 때는 알 수 없던 사실을 '발견'할 수 있다는 것, 그것을 가장 먼저 연구자가 컴퓨터 책상 앞에서 확인한다는 점, 놀라움과 행복감이 교차하며 '일이 재밌다!'는 느낌이 들어왔다.

역학조사관을 하면서는 상소리를 들으면서도 내가 하는 일에 자부심이 생겼다. 보건을 하고, 역학을 하는 건 이제 내 인생에서 뗄 수 없는 중요한 존재가 됨을 알았다. 어쩌다 하게 된 메디컬라이터 일도 매번 새로운 논문을 보고 의미 있는 결과를 도출하는 점 때문에 흥미를 붙이고 일할 수 있게 됐다.

　　봉사단원 때는 재미있는 걸 업으로 삼을 수 있는 사람들이 부러웠는데 이젠 나도 누가 왜 지금의 일을 하냐는 질문에 "재밌어서요."라고 답할 수 있게 되었다.

　　그 방향대로 선택하다 보니 시행착오는 있었지만 3년 전의 나라면 상상도 못 했을 일들을 태연하게 하는 요즘이다. 박사과정을 달리고, 아이를 낳고, 국제보건 연구를 하고, 한 직장에서 근속을 하고, 상상이나 했던 일인가. 하지만 이게 끝은 아니라고 생각한다. 공부를 마치고 경력을 쌓고 논문을 쓰면서 소명과도 같은 일이 또다시 운명처럼 찾아오리라 생각한다.

"1년이라는 짧은 임상 경력으로 간호 전문 출판사에 투고해도 될까?"

"그런 거로 치면 간호협회 간부들도 탈임상했고, 보건소장이나 국회로 간 간호사도 탈임상한 사람들이야. 임상만을 다루면 다 담을 수가 없어. 임상 바깥으로 나간 간호사의 다양한 이야기도 필요해!"

'맞는 말이네!'

간호사로 병원 임상에서 일했던 기간은 고작 1년뿐이었지만 그 시간을 발판 삼아 천직을 찾을 수 있었다. 내 초라한 임상 경력과 조각 경력은 그리 아름답지 않아도 비슷한 고민을 하는 사람들과 공유하고 싶었다. 이 이야기를 통해 임상이 맞는 선생님들은 더 자긍심을 갖고 일할 수 있기를 바랐고, 임상이란 옷이 맞지 않은 선생님들에겐 희한한 스펙으로도 나만의 길을 찾은 것처럼 자신의 길을 찾게 될 거란 파이팅을 주고 싶었다.

내 인생의 궤적을 따라가는 글을 쓰면서 '별거' 아닌 사람이 책을 내도 되는 걸까?, 글을 잘 쓰는 것도 아닌데 책까지 낼 수 있을까?, 고민하며 브런치스토리에 발행했고, 경력별로 한 권씩 브런치 북을 엮었다. 어느덧 3권이 된 브런치 북을 종이책으로 만들면 더 많은 사람이 볼 수 있지 않을까, 하는 생각으로 출판사에 문을 두드렸다.

나의 대단치 않은 조각 경력을 책으로 엮어주신 포널스 출판사에 깊은 감사를 드린다. 그리고 글을 완성할 수 있게 밤마다 통잠을 자준 딸 하나와 내조에 삭신을 아끼지 않은 남편에게 무한한 감사와 사랑을 드린다.

참고도서

- 간호사 면접 보다(2022).포널스
- 간호사연구소(2022).간호 알고리즘 2판.포널스
- 간호사연구소(2022).간호사가 말하는 간호사 자소서 쓰다.포널스
- 간호사적응연구소(2022).의학용어 알고리즘.포널스
- 강윤숙 외(2019).간호지도자론 2판.포널스
- 권수민(2021).간호사 바라던바다.포널스
- 김경숙(2019).간호사라는 이름으로.포널스
- 김나제스다, 조현(2021).소통 국제 의학용어집.포널스
- 김명애(2020).널스브랜딩.포널스
- 김미연(2019).국제간호사 길라잡이.포널스
- 김민지 외(2019).간호사 독서모임 해봤니?.포널스
- 김별아(2022).수술실 별샘 1권.포널스
- 김별아(2022).수술실 별샘 2권.포널스
- 김보준(2019).사막을 달리는 간호사.포널스
- 김소미(2022).국제간호사 사우디,조지아편.포널스
- 김수연, 알엔지야(2023).정맥주사 내비게이션권수민.포널스
- 김지혜(2021).신규 간호사 24시-오답노트-.포널스
- 김진선(2020).워킹 간호사.포널스
- 노은지(2019).신규 간호사 안내서.포널스
- 모형중 외(2019).예비간호사 수다집.포널스
- 모형중,김지현(2020).콜라보 핵심간호술.포널스

- 삼성서울병원 간호본부(2020).간호사,행복한 프리셉터 되기.포널스
- 손인혜(2021).간호부.포널스
- 손지완(2022).감정을 돌보는 간호사.포널스
- 송상아(2022).낭만 간호사.포널스
- 송원경(2021).국제간호사 두바이편.포널스
- 신에스더(2022).간호대학 생활백서.포널스
- 알엔지야(2021).간호사 알엔지야의 병원이야기.포널스
- 암또(2021).암또의 임상노트 Vol 1.포널스
- 암또(2021).암또의 임상노트 Vol 2.포널스
- 여상은(2021).수간호사 어때?.포널스
- 염진영(2021).ARDMS 초음파사 탐구생활.포널스
- 유세웅(2020).아이씨유 간호사-ICU.포널스
- 이정열(2019).극한직업.포널스
- 임진경(2021).응급실간호사.포널스
- 장수향(2018).뉴질랜드 간호사되기.포널스
- 전지선(2021).슬기로운 인공신장실생활.포널스
- 전지선(2022).슬기로운인공신장실 2권.포널스
- 정해빛나(2021).국제간호사 미국편.포널스
- 정현선(2019).간호사가 사는 세상.포널스
- 조원경(2019).꿈을 간호하는 간호사.포널스
- 최영림(2021).간호사,대학원 완성하기.포널스
- 한국간호대학남자교수회(2021).포널스 임상매뉴얼.포널스
- 한동수(2021).간호사 가이던스.포널스
- 홍지수외(2022).크램북 벼락치기 임상간호매뉴얼.포널스

첫째판 인쇄 | 2023년 10월 05일
　　　발행 | 2023년 10월 10일

지 은 이 | 신보혜
발 행 인 | 모형중
편 집 인 | 모형중
일러스트 | 김미진 · 곽윤아(표지일러스트)
북디자인 | 김미진

발 행 처 | 포널스출판사
등　　록 | 제2017-000021호

본　　사 | 서울시 강북구 노해로8길22 3층
강북지점 | 서울시 강북구 삼양로104 1층
전　　화 | 02-905-9671　　Fax. 02-905-9670

ⓒ포널스 2023년, **시작은 간호사입니다만,**

본서는 지은이와의 계약에 의해 포널스 출판사에서 발행합니다.
본서의 내용 및 삽화 일부 혹은 전부를 무단으로 전재 및 복제하는 것은 법으로 엄격히 금지되어 있습니다.

FORNURSE
www.fornursebook.com
※ 도서 반품과 파본 교환은 본사로 문의하시기 바랍니다.
※ 검인은 지은이와의 합의로 생략합니다.

ISBN : 979-11-6627-465-7　　93510
정 가 : 20,000원